デジタルで読む脳
×
紙の本で読む脳

「深い読み」ができる
バイリテラシー脳を育てる

メアリアン・ウルフ
大田直子 訳

インターシフト

母であり親友であるメアリー・エリザベス・ベックマン・ウルフ
(1920年6月26日〜2014年12月5日) に捧ぐ

READER, COME HOME
The Reading Brain in a Digital World
by Maryanne Wolf

Japanese translation published by arrangement with
Maryanne Wolf c/o Anne Edelstein Literary Agency LLC,
acting in conjunction with Zachary Shuster Harmworth LLC
through The English Agency(Japan)Ltd.

脳の構造と配線を修正できるなら、私たちが何者か、何を決めるか、何を考えるかが、根本的に一変するだろう。……私たちは進化の特異な局面におり、生命の未来は私たちの手中にある。それはもはや自然な進化ではなく、人間主導の進化なのだ。

——フアン・エンリケスとスティーヴ・ガランズ

読書は一種の瞑想だ。……何かと注意が散漫になりがちなこの世界において、読書はひとつの抵抗の行為なのだ。……それによって私たちはふたたび時間と向き合う、ということだ。

——デヴィッド・ユーリン『それでも、読書をやめない理由』（柏書房、井上里訳）

＊文中、〔　〕は訳者の注記です
＊本書の「注」は www.intershift.jp/yomu.html よりダウンロードいただけます

第一の手紙

デジタル文化は「読む脳」をどう変える？

フィールディングは数段落ごとにあなたを呼び止める
まるであなたが本を閉じていないことを確かめるかのように
そしていま、私があなたを再び呼び出している
ひたむきな幽霊、暗く静かな人影が
この言葉のとば口に立っている

――ビリー・コリンズ（強調筆者）

親愛なる読者へ

あなたは私の言葉のとば口に立ち、私たちはともに、これから数世代にわたる途方もなく大

きな変化の出発点に立っています。これから読んでいただく手紙は、読字と読字脳に関する一連の意外な事実について考えようという、私からのお誘いです。その事実の意味するところは、あなたと、次世代と、おそらく全人類の、認知作用の重大な変化につながります。私の手紙は、ほかのもっと微妙な変化にも目を向けて、あなたがかつて慣れ親しんでいた読み方からいつのまにか離れてしまっていないか考えようという誘いでもあります。ほとんどの人にとって、その変化は始まっているのです。

まず、この一〇年にわたる私の読字脳に関する研究の出発点となった、一見単純に思える事実から始めましょう。人類は誕生時から字が読めたわけではない。読み書き能力の獲得は、ホモ・サピエンスの遺伝子を超越した最も重要な功績のひとつです。その能力を獲得した種《しゅ》は、知られている限りほかにいません。読字を学習する行為は、ヒトの脳のレパートリーにまったく新しい回路を加えました。読字学習の長い発展的プロセスは、その回路の接続構造そのものを深く十分に変化させ、そのおかげで脳の配線が変わり、人間の思考の本質が変容しました。

私たちが何を読むか、どう読むか、そしてなぜ読むかが、私たちの考え方を変えるのであり、その変化はいまも続き、しかもペースが速まっています。読字はわずか六〇〇〇年のあいだに、個人および文字文化の知的発展にとって変革の触媒になりました。読字の質は思考の質の指標であるばかりか、人類の大脳の進化において、まったく新しい経路発生への最もよく知られている道でもあります。読字脳の発達と、その最新の進化バージョンの特色となっている加速する変化によって、危機に瀕しているものがたくさんあります。

あなた自身を省みるだけで十分です。画面《スクリーン》やデジタル機器《デバイス》の字を読めば読むほど、自分の注意力の質がどれだけ変わってきたか、すでに気づいているかもしれませんね。かつての愛読書に没頭しようとするとき、何か微妙なものが欠けている心の痛みを感じたことがあるかもしれません。幻肢〔事故などで手足を失っても、まだ存在していると感じられること〕のように、読み手としての自分がどうだったかを覚えているのに、読書に夢中になる喜びとともに、あの「ひたむきな幽霊」を自分の外の世界から内面的な空間へと呼び出すことがもうできません。子どもの場合はさらに困難です。けっして知識として蓄積されないような刺激で、子どもたちの注意はたえずそらされます。つまり、字を読むときに類推や推測を行なう能力の基本そのものが、しだいに発達しなくなるということです。いまも若い読字脳は進化していますが、必要とされるもの以外読まない、というか必要なものさえも読まずに、「tl;dr（too long didn't read の略：長すぎたから、読まなかった）」で済ます若者が増えているのに、ほとんどの人々に関心は広がっていません。

デジタル文化へとほぼ完全に移行するなかで、私たちはそれが史上最大の爆発的な創造と発明と発見がもたらす予期せぬ付随的結果とは気づかないまま変化しています。これから読んでいただく手紙で詳述するとおり、もし私たちが、進化する読字脳に現在起きている、そしてこれから数年間で別のかたちで起こるかもしれない特定の変化に注意を向けるなら、警戒するのと同じくらいワクワクするはずです。なぜなら、読み書き能力《リテラシー》ベースの文化からデジタル文化への移行は、これまでのコミュニケーション形態の移行とは根本的に異なるからです。そして以前とは異なり、私たちの読み方——ひいては考え方——の潜在的な変化を特定する科学もテクノロジーもありますから、そのような変化が人々に完全に定着し、受け入れられる前に、その影響を理解することができます。

こうした知識の構築は、変化し続けるテクノロジーが、デジタル様式の読字をより精緻にしようとするとき、あるいはそのために脳の発育上ハイブリッドな別のアプローチを開発しようとするとき、みずからの弱点を補うための理論的基盤になりえます。したがって、さまざまな読字の形式が認知作用や文化に与える影響について、私たちに何が学べるかは、次世代の読字脳にとって深い意味をもっています。態勢が整えば、私たちはより賢く、より多くの情報をもとに、子どもたちや子どもたちの子どもたちの変化する読字回路の形成を、助けることができるのです。

私は訪ねてきた友人にするように、あなたを読字と進化する読字脳に関して私が集めてきた考えへと案内します。読むとはどういう意味かについて、みなさんとのやりとりに期待半分、喜び半分です。どうして読むことが私にとってそれほど重要になったか、その話から始めましょう。たしかに、私が読み方を学んでいる子どもだったとき、読むことについて考えていませんでした。アリスのように、ただ不思議の国に通じる読書の穴に飛び込んで、子ども時代のほとんどは消えていきました。うら若い娘だったときも、読むことについて考えていませんでした。ただ、事あるごとに〔『高慢と偏見』の〕エリザベス・ベネットや〔『ミドルマーチ』の〕ドロシア・ブルックや〔『ある婦人の肖像』の〕イザベル・アーチャーになっていました。ときには、〔『カラマーゾフの兄弟』の〕アリョーシャや〔『魔の山』の〕ハンス・カストルプや〔『ライ麦畑でつかまえて』の〕ホールデン・コールフィールドのような男性になることもありました。それでも、いつも私はイリノイ州エルドラドという小さな町から遠く離れた場所へと舞い上がり、ほかでは想像できないような感情で熱く燃えていました。

文学科の大学院生だったときでさえ、読むことについてあまり考えていませんでした。むしろ、リルケの『ドゥイノの悲歌』（岩波文庫）やジョージ・エリオットとジョン・スタインベックの小説のあらゆる言葉、あらゆる込められた意味を読み込み、世界に対する知覚が鋭く研ぎ澄まされ、そのなかで自分の責任を果たそうと躍起になるのを感じていました。

自分の責任を果たすことに関して、第一ラウンドはみじめな、そして記憶に残るほどの失敗に終わりました。薄っぺらな心構えの若い教師にもてるかぎりの情熱を胸に、私は数人のすばらしい教師志望仲間とともに、平和部隊のような仕事をハワイの田舎で始めました。そこで毎日、二四人の言いようのないすばらしい子どもたちの前に立ちました。彼らは信頼しきって私を見ていましたし、私たちは互いに全面的な好意をもっていました。子どもたちの家族には読み書きできない人が多く、私が手伝って子どもたちが読み書きできるようになれば、彼らの人生の軌跡を変えられるという事実に、しばらくのあいだ子どもたちも私も気づいていませんでした。そのあとようやく、私は読むということが何を意味するかについて、真剣に考え始めたのです。そこで私の人生が一転しました。

突然、はっきりくっきりと、読み書き能力にもとづく文化の一員になるという一見単純なことができるようにならない場合、子どもたちがどうなるかが見えました。彼らは読書の穴に落ちて夢中になる生活の、すばらしい喜びを経験することはありません。恐竜の島ダイノトピアやホグワーツ魔法魔術学校、小人の住む中《なか》つ国や貴族の館ペンバリーを発見することもありません。自分の小さな世界に入りきらない壮大な考えと、夜どおし格闘することもありません。〔『パーシー・ジャクソンとオリンポスの神々』の〕盗まれた雷撃や〔『マチルダは小さな大天才』の〕マチルダのような登場人物について読んでいるうちに、自分自身がヒーローやヒロインになれると信じるようになる、すばらしい変化を経験することもありません。そして何より重要なこととして、自分の外の世界と新たに出会うことから生まれる、思考の無限の可能性を経験することもないでしょう。一年間教えてきたこの子どもたちは、もし読むことを覚えなければ、人間としての潜在能力をフルに発揮することはない、と突然一気に気づいたのです。

その瞬間から、私は読むことが個人の人生を変える力について、真剣に考え始めました。当時の私は、書記言語の深い生成性と、それが子どもだけでなく社会にとっても、新しい思考の生成に——文字どおりにも生理学的にも——どういう意味をもつのか、ちっともわかっていませんでした。さらに私は、読字に必要な並はずれた大脳の複雑さも、どうして読むという行為がほかの機能と異なり、視覚や言語のようなもともと遺伝的にプログラムされた能力の範囲を超える脳の半奇跡的能力を生かせるのかについても、まったくわかっていませんでした。この手紙でもそうですが、それはあとからやって来ました。私は人生計画すべてを改め、書かれた文章を楽しむだけでなく、その根底にある科学へと踏み出したのです。そして、人間がどうやって書き言葉を習得し、書記言語を自分自身と将来世代の知的発達のために利用するのか、理解することを目指しました。

私は振り返りませんでした。ハワイのワイアルアの子どもたちを教えてから数十年が過ぎており、彼らはいまでは自分の子どもをもうけるまでに成長しています。彼らのおかげで私は認知神経科学と読字の研究者になりました。具体的には、字を読むとき脳は何をするのか、なぜほかの人より読み方を覚えるのに苦労する子どもと大人がいるのかについて、研究しています。子どもの貧しい環境のような外的原因から、ひどく誤解されているディスレクシア（読字障害）という現象における脳の言語機構の差異のような生物学的原因まで、さまざまな理由があります。しかしそれは私の研究の他方面のテーマであり、本書ではちらっとしか登場しません。

これから読んでいただく手紙は、読字脳に関する別の方向の研究に関係しています。つまり、その根底にある生来の可塑性であり、それには誰もが影響を受ける意外な意味があります。私が初めて読字回路の可塑性の関与を漠然と感じるようになったのは、一〇年以上前、わりと範囲の狭い仕事になると思っていたことを始めたときでした。研究者として、人間の発達に対する読字の貢献を『プルーストとイカ――読書は脳をどのように変えるのか？』（インターシフト）という本で説明しようとしていたのです。もともとの意図は、読み書き能力発達の大きな流れを述べたうえで、ディスレクシアの新たな概念化を行なって、言語にまつわる脳の組織の異なっている者が人から理解されないとき、無駄になることが多い脳の豊かな能力を描写することでした。

ところが、その本を書いているあいだに予想外のことが起こりました。読むことそのものが変化したのです。書記言語の発達について、認知神経学者であり発達心理学者である私が知っていることが、私だけでなくすべての人の目の前と指の下で変わり始めました。私は七年間、シュメール人の書記体系とギリシャ文字の起源を研究し、脳画像データの分析に自分自身の脳をほぼ埋没させていました。それを終えたとき、頭を上げて周囲を見ると、自分がリップ・ヴァン・ウィンクル〔ワシントン・アーヴィングの短編小説の主人公。森で眠って目覚めると世界がすっかり変わっている〕になった気分でした。六〇〇〇年近い歴史のなかで脳がどうやって読字を覚えたかを説明するのにかかった七年で、読み書き能力をベースとする文化全体が、まったく異なるデジタルベースの文化へと変容し始めていたのです。

私は打ちのめされました。著書の前半の歴史に関する章を書きなおして、いま起こっているデジタル文化への移行が、ギリシャの口承文化からそのみごとな書記文化への移行と、驚くほど似ていることを示しました。とても心の広い古典学者の同僚、スティーヴン・ハーシュの指導のおかげで、これは比較的簡単でした。しかし、すでに慣れて上手に字が読める脳の研究を用いて、次の適応を予測するのはけっして容易ではありません。そこで私は止まってしまいました。二〇〇七年のことです。読字は人の考え方をも変えられることについて、研究界の洞察を語るという自分に課した役割が、私の理解のおよばないところに行ってしまったのです。

当時、デジタル読字脳の形成については、ほとんど研究されていませんでした。一日六～七時間（いまや多くの若者にとってこの数字はほぼ二倍）、デジタル中心の媒体にどっぷり漬かりながら読字を学習するとき、子ども（あるいは大人）たちの脳内で何が起きているか、重要な研究はありませんでした。読字がどう脳を変えるか、可塑性のおかげで脳は特定の書記体系（たとえば英語か中国語か）のような外的要因によって形成されうることを、私は知っていました。ウォルター・オングやマーシャル・マクルーハンのような過去の学者とちがって、私はこの適応性のある回路構造に対する媒体（たとえば本か画面か）の影響に目を向けたことがありませんでした。しかし『プルーストとイカ』の執筆を終えるまでに、私は変わりました。デジタル媒体固有の特徴によって読字脳の回路がどう変わるか、とくに子どもや若者たちでどう変わるかに夢中になったのです。

読み書き能力はそもそも生得ではなく文化的なものだということ――読字に関する最初の単純そうな事実――は、そのような回路のための遺伝的プログラムを、幼い読み手が備えていないということです。脳の読字回路は、自然な要因と環境要因の両方によって形成され、発達していきます。読字力を習得して伸ばすための媒体も、その要因のひとつです。読む媒体それぞれに、ほかより有利な認知プロセスがあります。そのため幼い読み手は、完全にでき上がったエキスパート読字脳ならば一般に統合されている、複数の深い読みプロセスすべてを構築していけるかもしれません。または、未熟な読字脳がその発達途中で「ショートする」かもしれません。あるいは、異なる回路にまったく新しいネットワークを獲得するかもしれません。幼い子どもの読字回路の形成をどのプロセスが支配するかによって、人がどう読み、どう考えるかに、大きな差が生まれるでしょう。

このことは私たちをいま現在へと導き、デジタル環境で育つ子どもたちにとって、そして私たち自身にとっての、もっと具体的な難しい疑問を投げかけます。新たな読み手は、デジタルメディアで重視される新しい認知能力を吸収し獲得しながら、印刷ベースの媒体によって育まれる、もっと時間のかかる認知プロセスを発達させるでしょうか？　たとえば、デジタルフォーマットでの読字と、ソーシャルメディアからバーチャルゲームまでさまざまなデジタル経験に毎日没頭することが組み合わさると、深い読みの要素である批判的思考、個人的内省、想像、共感のような、ゆっくりした認知プロセスの形成が妨げられるでしょうか？　注意をそらされるような刺激をたえず与えられ、なおかつさまざまな情報源にすぐにアクセスできると、幼い読み手は自分自身の知識を蓄えたり、自分自身で批判的に考えたりする気をなくすのでしょうか？

言い換えれば、誰にもそのつもりはなくても、現代の若年者が知識のサーバーにますます依存するようになることは、子どもが自分自身で考えて想像したいと思う気持ちだけでなく、未熟な脳が自分自身で築く知識の基礎に対しても、最大の脅威になるのでしょうか？　それとも、そのような新しいテクノロジーは、これまで以上に精緻な認知作用と想像力へのまさに最高の橋渡しをしてくれて、そのおかげで子どもたちは、私たちがいまこの瞬間には思いつくことさえできない新しい知識の世界へと飛び込むことができるのでしょうか？　子どもたちはまったく異なる脳回路を発達させるのでしょうか？　もしそうなら、その異なる回路は社会にとってどんな意味があるのでしょう？　回路の多様性そのものは、みんなのためになるのでしょうか？　読み手個人は、さまざまな書記体系を読むバイリンガルの人と同じように、さまざまな回路を獲得できるのでしょうか？

いろいろな媒体が読字脳の獲得と維持におよぼす影響を、体系的——認知的、言語学的、生理学的、そして情緒的——に調べることは、とりわけ重要な能力を、若年層だけでなく私たち自身も確保するための最善の準備です。脳の回路に新しい次元の認知と知覚を加えるとき、現在の熟練した脳が認知作用に与えるきわめて重要な貢献を理解する必要があります。熟練した読字脳の形成や維持に対する二者択一のアプローチは、次世代や私たち自身のニーズを満たすのに十分ではありません。関連する問題は、単純に印刷ベースとテクノロジーベースの媒体の差にまとめることはできません。未来学者のファン・エンリケスとスティーヴ・ガランズが『自分自身を進化させる——自然でない淘汰とランダムでない突然変異が地球上の生命を変える』に書いているように、私たちには自然主導というより人間主導の進化をとげる選択肢があります。その選択肢は、重要な変化に何が関与しているかを、立ち止まってきちんと理解してはじめて明確になります。私はこれから読んでいただく手紙のなかで、みなさんと対話をしながら、読む脳の変化が後もどりできなくなるほど深く染み込む前に、私たちの目の前にある問題と選択肢に関心を向ける時間をつくりたいのです。

違和感があるかもしれませんが、刻一刻と変化している未来についての問題に取り組むために、私は手紙形式の本という、かなり変わった時代錯誤でさえある昔ながらのジャンルを選びました。その理由は、読者と著者両方としての私の経験にあります。手紙は脳に一息つかせるような感じで、私たちは互いに考え合い、運が良ければ、特別な種類の出会いを経験することができます。それはプルーストが「コミュニケーションを実らせることのできる奇跡」と呼ぶもので、椅子から立ち上がらなくても起こるのです。若いころには、この手紙形式を具現化した作品としてリルケの『若き詩人への手紙』(新潮文庫ほか)におおいに影響を受けました。しかし年を取って私がとくに感動したのは、その手紙の叙情的な言葉ではなく、会ったこともない詩人の卵に対する、彼のこのうえないお手本のような思いやりです。その詩人志望の若者フランツ・クサーファ・カプスは、彼が手紙だけを通じて気づかうようになった人物です。二人とも手紙のやり取りによって変わったことはまちがいないと思います。読者にとってこれほど明確な説明はあるでしょうか? 著者にとってこれほど良いモデルはあるでしょうか? 私たちにとっても同じでしょう。

私はイタロ・カルヴィーノの『アメリカ講義——新たな千年紀のための六つのメモ』(岩波文庫)からも、同じように影響を受けました。ただし彼のメモは従来の「手紙」の概念を超越しており、たいへん残念ながら未完です。手紙もメモも、多くの人にとって論じるには重すぎる問題に、カルヴィーノが重視する「軽さ」をもたらす形式です。手紙なら、差し迫った表現をとる場合でも、考察を軽妙なものにすることができますし、著者と読者の真の対話の基礎になる関係をつくり出せます——同時に、あなたのなかに新しい思考へのはずみがついて、私自身とは異なる方向に進むでしょう。

面白いことに、私はしばらく前からそのような対話にかかわっています。『プルーストとイカ』を書いたあと、あらゆる立場の読者からたくさんの手紙を受け取りました。自著の読者を意識する著名な作家たち、ボストンの教育病院の医学生について心配する神経外科医、さらにはマサチューセッツ州の試験で私の本の一節を読まされた高校生もいます。自分たちの世代について私が心配していることを知って学生たちが驚いたというのは、私にはうれしい反響でした。そのような手紙は、読書の来歴と科学に関する本として始まったものが、いまや現実となっている問題についての教訓になったことを示しています。手紙を書いてくださった方々が取り組んだおもなテーマをじっくり考えるという行為のおかげで、私は本書に収める手紙それぞれのテーマを選び、さらにはこの形式を選択することができました。

私は本書で、自分の過去の研究すべてよりはるか先に踏み込みたいと思っています。とはいえ、手紙それぞれに盛り込まれる情報はすべて、直近の論文や著書からの研究結果をはじめ、私が以前に行なったことであり、長大な「注〔www.intershift.jp/yomu.htmlよりダウンロードいただけます〕」でそのすべてを紹介し、本文で取り上げた問題の一部を詳しく述べています。第二の手紙は、その最大規模の研究をベースにしていますが、私からあなたへの手紙のなかで最も気楽なものでもあり、読字脳に関する現在の知識を、誰はばかることなく思うままに概観しています。なぜ、読字脳回路の可塑性が私たちの思考をますます複雑にするのか、なぜ、どうして、この回路が変化しているのか、両方をここで明らかにしたいと思います。第三の手紙では、深い読みを構成する基幹プロセス——読み手の共感し推論する能力から批判的分析と洞察そのものまで——へ、あなたをご案内します。ここまで最初の三通の手紙は、印刷と画面をはじめさまざまな媒体での読字の特徴が、脳の回路の柔軟なネットワークだけでなく、私たちがいま何をどう読むかにも反映され始めていることを考察するための、共通の基盤になります。

私たちの読字脳の可塑性が意味するところは、単純でも一時的でもありません。私たちが何をどう読むかと何が書かれるかの関係は、今日の社会にとってきわめて重要です。過剰な情報をたえず突きつけられる環境にあって、多くの人々は、楽に消化でき、あまり難しくなくて、あまり知性を必要としない情報の詰まった、なじみの貯蔵庫に引きこもりたい衝動に駆られます。毎日押し寄せる一目で読めるサイズの情報で知識が得られているという錯覚が、複雑な現実の批判的分析をしのぐおそれがあります。第四の手紙で、私はこの問題に真正面から向き合い、民主的社会がそのような批判能力を邪魔されずに使えることにどれだけ依存しているか、しかもその能力は各人のなかでいかに急速に知らぬまに衰えるおそれがあるかを論じます。

第五から第八の手紙で、私は世界中の未来の子どもたちのために「読字戦士」に変身します。そして多岐にわたる関心事について述べます。知能、社会的情緒、倫理観の形成において読字が果たすさまざまな役割を維持することも重要ですし、消えつつある子ども時代の様相も心配です。もっと具体的な心配事を抱える多くの親や祖父母から、カントの三つの問いのようなことを訊かれます。私たちは何を知りうるか？　何をなすべきか？　何を望みうるか？　第六から第八の手紙で、私は発育に関する提案を行ない、三つの問いそれぞれについて最善の考えを示し、それが最終的にバイリテラシーの読字脳を構築するためのかなり意外な計画になります。

その目的に向けて、あれかこれか二者択一の解決策は本書のどこにも提示されません。私の研究の最も重要な最新の副産物のひとつは、グローバル・リテラシーに向けた取り組みに関係しており、とくに学校がない地域や不十分な地域の子どもたちの読み書き能力を改善するひとつの手段として、デジタルタブレットの設計を私は公に支持し、支援しています。私がデジタル革命に反対だと思わないでください。それどころか、どこに住んでいるにせよすべての子どもたちに、媒体を問わず深く上手に読む準備をさせるつもりなら、さまざまな媒体の影響に関してどんどん知識を増やすことはきわめて重要だと考えています。

本書の手紙はすべて読者であるあなたに、ご自身のことを手始めに、関連する多くの重要な問題を考える準備をしていただくものです。最後の手紙では、変わりゆくこの時代において真の「良い読み手」は誰なのかについて考え、彼らが民主社会において果たす計り知れないほど重要な役割についてご自分で熟慮してほしいと、あなたにお願いします——いまこそ、そうしていただきたいのです。本書での良い読み手の意味するところは、どれだけうまく単語を解読するかとは関係ありません。良い読み手と切り離せないのは、プルーストがかつて読むという行為の神髄だと表現したこと、つまり著者の知恵を越えて自分自身の知恵を発見することに、忠実かどうかなのです。

良い読み手になるための近道はありませんが、それを推進し支える生活はあります。アリストテレスいわく、良い社会には三つの生活がある。知識と生産の生活、ギリシャ人の余暇に対する特別な関係があっての楽しみの生活、そして最後に観想・熟考の生活。良い読み手もそうです。最後の手紙で私は、良い読み手が——良い社会と同様——アリストテレスの三つの生活それぞれを、実際にどう送るかを詳しくお話しします。ただし、第三の観想・熟考する生活は現代文化において日々脅かされていますが。この形式の読みこそ、次世代の人々が私たちの誰も想像さえできない世界で必要とする、独特の自立した精神生活のための基盤を与える絶好の機会であることを、私は神経科学、文学、および人間の発達の観点から論じるつもりです。デジタル時代に生活を豊かにする功績はいくつもありますが、その後遺症として認知と情動の変化も起こっており、それを補完し矯正する最高の手段が、現在の読字脳における洞察と熟考の根底にある広範な包括的プロセスなのです。

こうして最後の最も個人的な手紙で、あなたと私は自分自身と向き合い、良い読み手の三つの生活それぞれを送っているか、あるいは、ほとんど気づかないうちに第三の生活に入る能力を失い、そうするうちに読むことの拠りどころを失っているかどうか、問うことになります。それを検討する行為のなかで、読字脳の熟考する次元を育み守ることによって、人類の未来は最高のかたちの集団的知性、共感、および知恵をうまく維持し、伝えることができるのだと、述べるつもりです。

周知のとおりカート・ヴォネガットは、社会における芸術家の役割を炭坑のカナリアにたとえました。どちらも人々に危険の存在を警告します。読字脳は私たちの心のカナリアです。その脳が私たちに教えることを無視するなら、私たちは最悪の愚か者です。

私の意見にはあなたが賛成できない部分もあるでしょう。それで当然です。私は聖トマス・アクイナスと同様、意見の相違を「鉄が鉄をもって研磨する」場所と見ています。それが本書に収めた手紙の第一の目標です。つまり、私の最善を尽くした思考とあなたのそれとが出会い、ときにぶつかり、その過程で互いに研磨し合う場所になることです。第二の目標は、子孫のための未来を築くにあたって、あなたがもっている選択肢を理解するのに必要な証拠と情報をあなたが手に入れることです。そして第三の目標は、まさしくプルーストが自分の本の読者それぞれに望んだことです。

私には彼らが「私の読者」ではなく、自分自身の読者であり、私の本はたんなる拡大鏡であるように思えた。……私は彼らに、彼ら自身の内にあるものを読む手段を提供したのだ。

心をこめて、著者より

第二の手紙
文字を読む脳の驚くべき光景

脳は空より広い
だって、ふたつを並べてみたら
脳には空が楽に入ってしまう
そしてあなたも……

脳は海より深い
だって、ふたつを重ねてみたら
脳は海を吸い取ってしまう
スポンジがバケツの水を吸い取るように

脳はちょうど神様と同じ重さ
だって、ふたつを量ってみたら

ちがうとすれば
音節と音のちがいほど
——エミリー・ディキンソン

親愛なる読者へ

エミリー・ディキンソンは私の好きな一九世紀のアメリカの詩人です。彼女が脳についてどれだけ書いているかを知る前から、お気に入りの詩人でした。彼女がそのすべてを発していたのは、マサチューセッツ州アマーストのメインストリートに面した家の二階の窓辺という、とても意外な狭い展望所だったのです。ディキンソンが「真実をすべて語って、ただし斜めから。成功は回り路にある」と書いたとき、脳の回路については知らなかったはずです。しかし一九世紀の偉大な神経学者と同じように、彼女は脳の「空より広い」多様な能力を直観的に理解していました。それはつまり、境界を超えてそれまで想像もされなかった新しい機能を開発する、脳の奇跡的とも言える能力です。

神経科学者のデイヴィッド・イーグルマンは少し前に、脳の細胞どうしを「つなぐネットワークは驚異的に複雑なので、人間の言語では表現できず、新種の数学が必要だ。……脳組織わずか一立方センチに天の川銀河の星と同じ数の結合部がある」と書いています。そのような驚異的な数の結合部があるからこそ、私たちの脳はもともとある機能の枠を超えて、まったく新しい読字のための回路をつくることができるのです。なぜ新しい回路が必要だったかというと、字を読むというのは自然な行為でも天から授かった能力でもなく、人為的・文化的な発明であり、生まれてから六〇〇〇年ほどしかたっていないからです。進化の始まりから現在までを一日とする「進化時計」で計ると、読字の歴史は日付が変わる前のほんの一瞬を占めるにすぎませんが、それでもこのスキルが私たちの脳を変化させる影響は大きいので、人類という種の発展を、良い方向だけでなく、ときに悪い方向にも加速させています。

脳の可塑性・専門化・音速の自動性

すべては脳の設計における「限度内の可塑性」の原理から始まります。とくに私が驚くのは、脳に高度な機能がいくつもあることではなく、もともと生物学的に与えられた——視覚や言語のような——機能を超えて、脳が読字や計算のようなまったく未知の能力を開発できるという事実です。そのために脳は、古い基本的な構造の要素をつなげたり、ときにその用途を変えたりすることによって、新しい経路セットをつくります。古い家に設計になかった現代的なレール式可動照明を取りつけるために、新しい配線をするように依頼された電気技師がすることを考えてください。けっして電気技師を見くびるわけではありませんが、私たちの脳はもっとずっと巧妙に再配線をこなします。人間の脳は学ぶべき新しいものに直面すると、もとからあるパーツ（たとえば視覚や聴覚のような基本機能を担う構造とニューロン）を再配置するだけでなく、同じ領野にすでにあるニューロングループの一部を、新しい機能のニーズに対応するよう改装することもできます。

とはいえ、再利用されるニューロングループが、新しい機能と似たような機能を担うのは偶然ではありません。パリの神経科学者スタニスラス・ドゥアンヌが書いているように、脳は新しいスキルと認知的・知覚的に関連があるスキルのためのニューロンネットワークをリサイクルし、再利用するのです。これは私たちの脳がもつ限度内の可塑性の好例です。

新しいリサイクル回路をつくるこの能力のおかげで、私たちは遺伝的に設計になかったさまざまな活動を――初めて車輪をつくることから、アルファベットを覚えること、そしてロックバンドのコールドプレイの曲を聴きながらツイートを送信してネットサーフィンすることまで――学習することができます。これらの活動はどれも生まれつき備わっているわけではなく、それを発達させるための遺伝子はありません。大脳皮質を乗っ取る必要がある文化の産物です。それでもやはり、とくに読字能力は言語能力のように生来のものでないという事実には、重要で難解でさえある意味合いがあるのです。

読字とは対照的に、口頭言語は人間のわりと基本的な機能のひとつです。そのため、言葉を話し、理解し、言葉で考える能力を生み出すように、最小限の助けで展開する専用の遺伝子があります。言語についてはほとんど世界共通の流れで、生まれつきのものがニーズによって発達を促されるのです。だからこそ、典型的な言語環境に置かれた幼い子どもは、ほとんど教えられることなしに、その言語を話せるようになります。これは驚くべきことです。

読字のような新入り機能の発達はそうではありません。たしかに、再配列されて読字回路をつくる言語や視覚のような基本能力にかかわる遺伝子はありますが、その遺伝子自体は読む能力を生み出しません。私たち人間は読むことを学ぶ必要があります。つまり、幼い脳が自分自身のまったく新しい読字回路を形成できるように、基本プロセスとそれほど基本的でないプロセスの複雑な取り合わせを開発し、つなぎ合わせられるような環境がなくてはならないのです。

ここで強調したいことがあります。読字の遺伝子の青写真はありませんから、理想的な読字回路はひとつではありません。さまざまなものがありえます。言語能力の発達とちがって、読字に回路の青写真がないということは、読み手固有の言語条件と学習環境によって、その形成はかなり変動しやすいということでもあります。たとえば、中国人の漢字ベースの読字脳の回路と、アルファベットを読む脳とでは、似ている点も明らかにちがう点もあります。世界中の子どもや教師や親に多くの不運な結果をもたらす大きな根本的誤りは、読字は人間にとって自然であり、言語のように子どもの準備が整えば完成形で現われるという思い込みです。これは事実ではありません。私たちはこの人為的な文化の創造物の基本原理を教わらなくてはならないのです。

さいわい、脳はその基本設計のおかげで、多くの人為的なものを習得する用意が十分にあります。最も知られている設計原理である神経可塑性が、読字に関する興味深いこと——古いパーツの接続による新しい回路の形成から、既存のニューロンのリサイクル、さらにその回路への新しい複雑な枝の付加まで——の、ほとんどすべての根底にあります。しかしこの議論で最も重要なことは、なぜ読字脳の回路は本質的に順応性があって（読み方を変えられて）、主要な環境因子に影響されやすいのかであり、その根底にも可塑性があります。環境因子とは具体的には、読字の回路が何を読むか（特定の書記体系と内容の両方）、どう読むか（印刷物や画面など特定の媒体と、それが読み方に与える影響）、そしてどう形成されるか（教育の手法）です。問題の核心は、脳の可塑性のおかげで、高機能の拡張された回路もそうではない回路も、環境因子次第で形成されうることです。

第二の原理には、二〇世紀半ばの心理学者ドナルド・ヘッブが貢献します。彼は、細胞が特定の機能のスペシャリストとして見なされるよう、細胞の作業グループや集合体を形成する経緯の概念化に一役買った人物です。読字の場合、回路の（視覚や言語のような）構成要素それぞれで、ニューロン細胞の作業グループが、とりわけ特定的な機能を実行することを覚えます。それらのスペシャリスト集団が構築するネットワークのおかげで、私たちは文字のきわめて細かい特徴を見わけたり、音素と呼ばれる言語の音のきわめて小さな要素を、まさにミリ秒単位で聞きわけたりできるのです。

もっと厳密で同じくらい重要な話をすると、細胞の専門化のおかげで、ニューロンの各作業グループはその特定の領域で自動性になり、読字回路のほかのグループやネットワークと、ほぼ自動的に接続するようになります。言い換えれば、読字が起こるためには、局所レベル（つまり視覚野のような構造的領域内）でニューロンネットワークに音速の自動性がなくてはなりません。そうなれば、脳の広い構造全体で同じくらい迅速な接続（たとえば視覚領域と言語領域の接続）が可能になります。したがって、私たちがたった一文字でも音読するときは必ず、視覚野にある特定のニューロングループのネットワーク全体を活性化し、そのネットワークは同じくらい特定の言語ベースの細胞グループのネットワーク全体に対応し、そのネットワークは特定の調音運動神経細胞グループのネットワーク全体に対応します——すべてがミリ秒の精密さです。あなたがこの手紙を、含まれる意味に完全な（あるいは不完全でも）注意力と理解力を払って読んでいるとき、何が起こっているのかを表現しなさいという課題なら、こうしたシナリオを一〇〇倍にしなくてはなりません。

基本的にこれら三つの原理の組み合わせが、ほとんどの人が想像もしない読字回路の基礎になります。その回路は、二つの脳半球、脳半球それぞれの四つの葉（前頭葉、側頭葉、頭頂葉、後頭葉）、そして脳の五つの層すべて（最上部の終脳とその下に隣接する間脳から、中間層の中脳、そして下位の後脳と髄脳まで）からの入力を取り入れます。私たちは脳のごく一部しか使っていないという昔のデマをいまだに信じる人は、私たちが字を読むときに何をしているか、わかっていないのです。

三《スリー》つの円形舞台《リング》サーカス

人々の可塑的な読字脳に起こっている変化の意味合いに、社会として取り組むつもりなら、読字回路の「ボンネットの下に」入る、つまり中身を調べる必要があります。あるいは、あなたは何それと疑うかもしれませんが、「テントの下」と言ったほうがいいかもしれません。私たちがたった一語でも読むたびに起こる、読字脳内の複数の同時進行する働きを生き生きと表現するために、三つの円形舞台《スリー・リング》サーカスほどぴったりの視覚的なたとえを思いつきません。それもただのスリー・リング・サーカスではなく、信じられないマジックが繰り広げられるシルク・ドゥ・ソレイユのテントでしか想像できないような、演者と風変わりな生きものでいっぱいのサーカスです。

巨大なテントの下で

巨大なサーカステントのてっぺんの円形の横木に腰かけて、下の光景を見下ろしているところを想像してください。見晴らしのいいこの場所から見ると、読字回路の構成はスリー・リング・サーカスの複数の出し物で行なわれることによく似ています。ただしこの読字サーカスには五つのリングがあって、私たちが一語を読むために必要なありとあらゆるプロセスを演じる準備を整えた、美しい衣装の演者集団がいます。あなたにも私にも幸運なことに、私の希望どおりに、いまは左脳半球で起こることだけを見ています。そしてもっと重要なこととして、スローモーションで見ているので、実際に必要な自動に近い速度で目まいを起こすことなく、進行することをすべて見守ることができます。

まず、三つの大きな重なり合うリングにいる演者集団に、次に、大きなリングとつながっている二つのやや小さなリングに注目しましょう。大きいリングはそれぞれ、視覚、言語、認知の基礎になる広い領域を表し、新しい読字回路でつながっているオリジナルのパーツのひとつを示しています。小さめの二つのリングのひとつは運動機能を表しており、そこの演者は発話の音の調音と、まもなく展開するかなり驚異的な活動のために必要です。意外ではありませんがこのリングは言語とつながっていますが、意外なことに認知ともつながっています。もうひとつのリングは言語にも認知にもつながっていて、感情機能を担い、幅広い私たちの感情を思考や言葉とつなげています。ここで視線を、はるか左にある明かりのついたガラス張りのボックス席に移しましょう。そこではさまざまな「重要人物」が、とても重要なことを実行しているようです。このボックス席は、私たちの脳の理性的な実行中枢に似ています。さまざまなかたちの注意、記憶、仮説生成、意思決定が、前頭前皮質と呼ばれる額《ひたい》の真下の領域で行なわれているのです。

これらの主要なリングが、脳のさまざまな層を含む大きな構造領域に重ね合わされていると想像してください（図1は読字脳の表面の皮質層を描いたもの。神経科学者キャサリン・ストゥッドレーによる）。視覚のリングは、少なくともアルファベット体系のためには、左脳半球の後頭葉のかなりの部分と右脳半球の一部を占めます。言語リングと認知リング同様に視覚リングも、ほぼ自動の速度でその活動をすべてコーディネートするために、中脳と小脳の領域を組み入れています。アルファベット読字体系の視覚ニーズとは対照的に、中国語や日本語の漢字の書記体

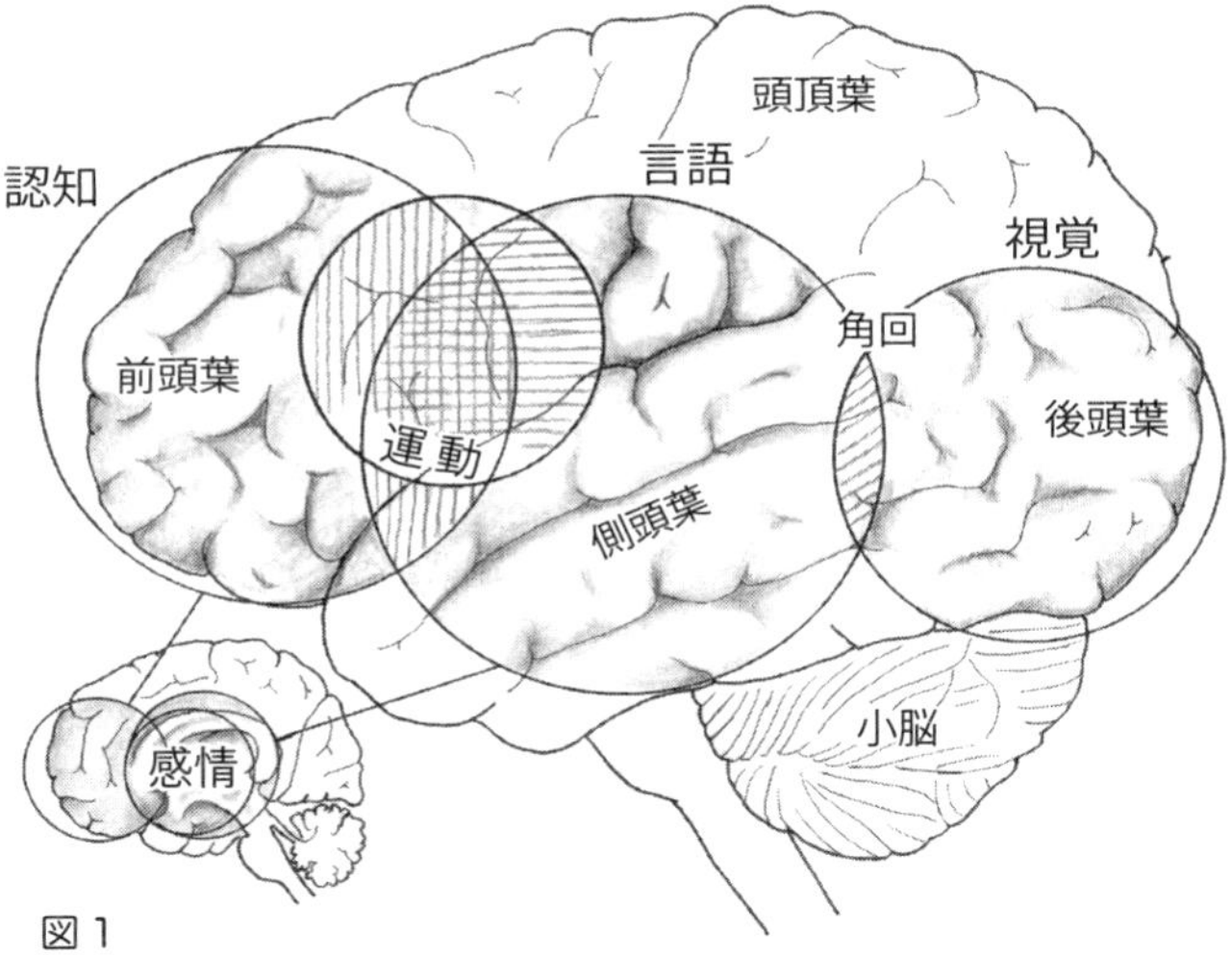

図1

系は、読み手が記憶して概念と結びつけなくてはならない視覚的に難しい文字すべてを処理するために、右脳半球の視覚領域をかなりたくさん使います。

言語リングは広い領域を占めており、両半球の複数の層にまたがっています。とくに視覚リングに隣接する頭頂葉と側頭葉、さらには運動野に隣接する前頭葉の領野です。同様に、認知リングともっと深いところにある感情リング（そのネットワークの一部は間脳、つまり脳の第二層で大脳皮質のすぐ下に形成されます）は、言語野とかなり重なっています。

これらのリングに近接している部分や重なっている部分が多いのは、機能がどれだけ密接に連携し、互いに依存しているかを、物理的に示しているようです。このリングの図は、英語の書記体系の読字回路をざっと見たところを表しています。

注意のスポットライト

では、私たちが英語の単語を読むとき、リングの各層の内部で何が起こっているのか、もっと詳しく見ていきましょう。命令が下されたかのように、私たちの目の高さのすぐ下、テントのいちばん大きいトップフラップ〔上部の被い〕に、単語の大きな像がパッと光ります。まだきちんと判読はできません。すぐさま注意を向けて、前頭葉の制御ボックス席でスイッチを入れられて突然ついた、数個のスポットライトの光線を追わなくてはなりません。脳の注意システムは、生物学的なスポットライトに相当します。このライトが点灯しなければ、ほかの何も起こりません。しかし、さまざまな種類のスポットライトがあるので、注意してください。なぜなら、脳は読字に関与する数多くのステップやプロセスそれぞれに、さまざまなかたちの注意を割り振ることができなくてはならないからです。私たちが実行するあらゆる機能にとって中枢から向けられる注意はどういうものなのか、そして私たちの目が単語を見てさえいないうちに、さまざまなかたちの注意が活動を開始することを、ほとんどの人が十分に理解していません。

最初のスポットライトは方向づけ注意システムの働きをするもので、すばやく完了させる仕事が三つあります。第一に、私たちがもともと注意を向けていたことから撤退するのを助けます——大脳皮質の頭頂葉（つまり、終脳の最上層）で起こります。第二に、目の前のもの——この場合、テントのフラップ上に示された特定の単語——に注意を移すのを助けます。視覚的注意を移すというこの行為は、深い中脳（つまり第三層）で起こります。第三に、新たな注意を集中させるのを助け、そうすることで読字回路全体に活動の準備をするよう警告します。この最後の読字前の注意集中は、脳の主要な配電盤のひとつとして機能する、皮質下の特別な領野で起こります。それはすなわち、各脳半球の第二層の間脳にある、とても重要な視床です。

しかし回路内で実際の活動が始まるためには、もうひとつ特定のスポットライトが必要で、それを取り仕切るのは、両方の前頭葉内にある前部前頭葉の制御ボックス席の実行注意システムです。このきわめて重要なシステムは、認知の作業空間に次に来るものをすべて管理します。とくに、最初から感覚情報を作業記憶に保持して、そこに集められるさまざまな形式の情報を統合して、そのどれも見失わないようにします。おかげであなたは、「頭」のなかで数学の問題を解くことから、電話番号の数字、単語の文字、文中の単語を記憶することまで、あらゆることができるのです。注意システムとさまざまな種類の記憶のあいだには、非常に緊密な関係があります。

視覚のリング

この準備段階の注意の方向づけのあと、驚くべきことが起こります。私たちが待っていた演技が始まるのです。すばやく網膜から出てくるのは、左眼と右眼それぞれに二組ずつの一輪車乗りチームのようです。派手な衣装をまとって大きな一輪車に乗った演者で構成されています。これらのチームは、眼の網膜から、最も遠い脳の最後部の領域である後頭葉まで、脳の全長にわたる最も高く最も長いワイヤを一輪車で渡ろうとしています。それぞれの眼のチームは一緒に渡り始めますが、すぐにX字形の交差点で分かれます。その交差点は「視交叉」と呼ばれるもので、いみじくも鉄道線路の分岐点によく似ています。この岐路で四チームに分かれ、各眼の一チームが反対側の道を行って脳の複数の層を通り抜け、両脳半球の後部の視覚野に到達します。このやり方は、各眼が各脳半球に一チームずつ一輪車乗りを送ることを意味します。これは大きな進化上の利点がある優れた設計です。考えてみてください。片眼しかなくても、二つの脳半球が重要な視覚情報を提供するのです。

一輪車乗りの四チームは、途中で数回止まらなくてはなりませんが、電光石火のスピードで情報を運ぶときにはひるんでいないように見えます。メッセージを手に五〇ミリ秒以内で、「視覚線条皮質」と呼ばれる後頭葉の非常に特殊な領野に到達します。その名前の由来は、白色と灰色の物質が交互に並ぶ六層の縞模様です。

この皮質領域の第四層に到達したあと、一輪車乗りたちは確固たる意図をもって散開します(次ページの図2を参照)。突然、後頭葉の視覚リング全体が、活発にくるくる回りだします。綱渡りする一輪車乗りからの情報が、群がる小さな眼球のような生きものにすばやく伝えられます。その生きものは、なんとなく……そう、腕と足のついた小さな眼のように見えます。この勤勉な球のグループのひとつは、一輪車乗りのメッセージを一組の「文字」として識別し、すぐにその情報を、皮質のもっと深い領域にいる眼球似の生きものに送り、それが本物の許容できる文字だと伝えます。別のグループは、文字を構成する特徴(たとえば直線、円、斜線)をすばやく調べて、よく知られている英語の文字、tとrとaとcとkとsだと特定します。

　第二グループが単語中の文字を認識したとほとんど同時に、ほかの特殊なニューロンのチームが急に動きだして、いくつかの出し物が行なわれるようです。一つひとつの文字にだけ反応する球もあれば、「tracks」のなかの「ack」や「tr」のような、単語のなかに見られる文字のパターンに反応する球もあり、形態素と呼ばれる単語の最もよく使われる意味のあるパーツ(たとえば英単語の複数形の「s」のような接頭辞や接尾辞)を識別する球もあります。このリングでは作業グループごとに独自の受け持ちがあって、視覚情報のうちはっきり限定されたその断片にのみ、すばやく巧みに対応することがわかってきます。単語を見てもほとんど活動せず、おとなしく無関心に見える、あるいは少なくとも仕事がないように見える、球のグループもある

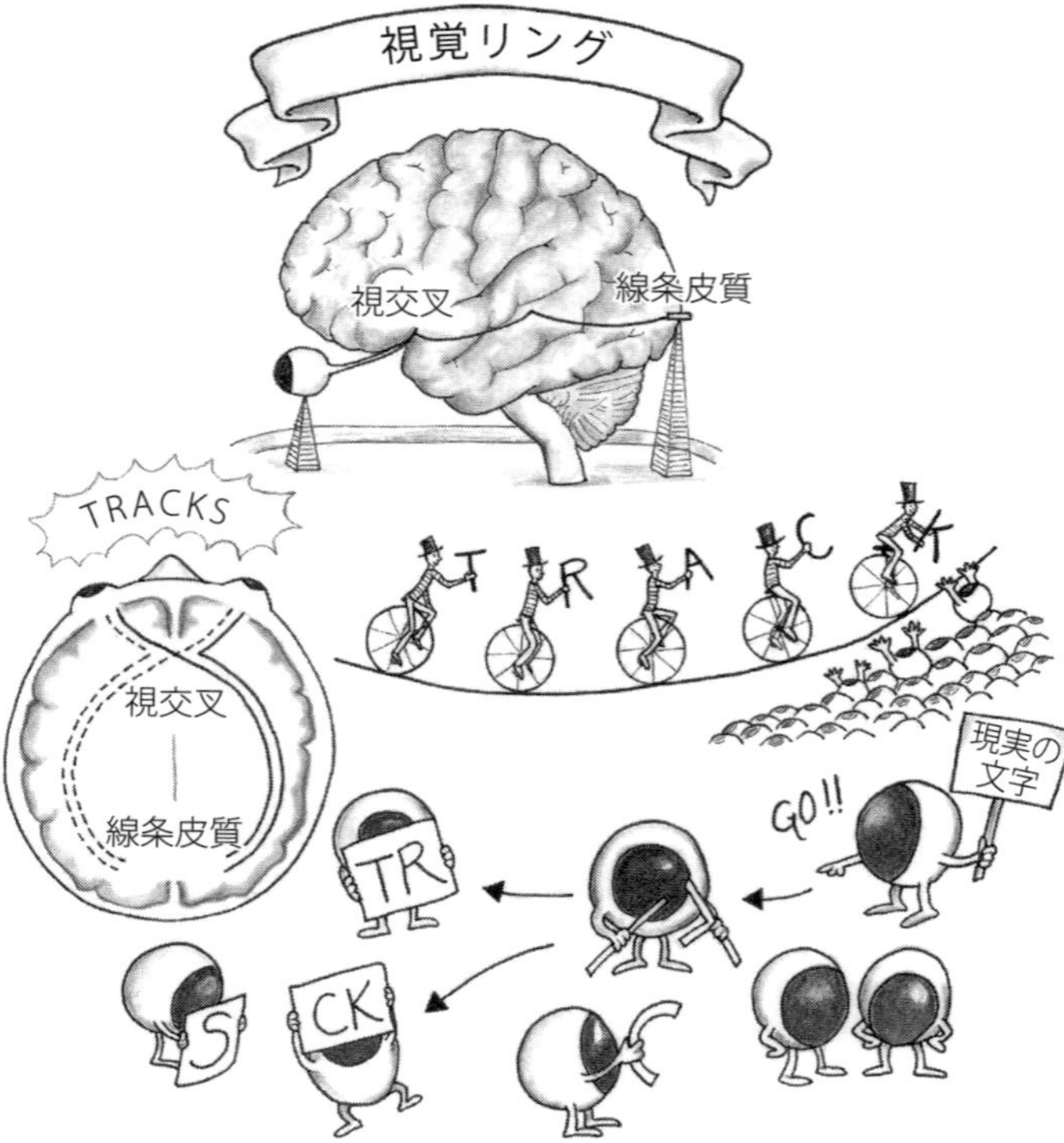

図2

のが目につきます。なかには「stop」や「the」のように、ごく頻繁に見られる単語――ほかの視覚ニューロンによるさらなる分析を必要としない、よくサイトワード〔目で見てぱっと分かるべき基本単語〕と呼ばれる単語――だけを塊として識別するグループもいれば、明らかにほかの視覚特性に専念するグループもいます。

一目ではけっしてわからないのは、どうやって一輪車乗りたちはそれほどすばやく、自分が担当する特定の視覚情報の断片を識別しようと待ちかまえている、まさにそのニューロン球グループを正確に見つけるか、です。もう意外ではないかもしれませんが、このミステリーの裏には、別の一連の優れた設計原理があるのです――この場合、網膜位相機構と表象です。網膜位相機構では、網膜内の高度に分化したニューロンが、視覚野の対応する特定のニューロンを始動させます。独自のGPSシステムを備えているかのように、正しいニューロンを見つける一輪車乗りの速射能力が、きわめて正確で迅速な情報伝達を促します。文字の場合、網膜チームは長い発達プロセスで何度も目にすることによって、その接続のやり方を学ばなくてはなりません。

この学習は、文字のような模様の表象をつくる脳の能力によって促されます。熟練した読み手の視覚野には文字の表象だけでなく、よくある文字パターンや、〔英単語の語幹、接頭辞、接尾辞をつくる形態素のような〕単語のパーツ、さらにはたくさんのおなじみの単語の表象も、ぎっしり詰まっています。最初は想像しにくいのですが、これらの表象はニューロンネットワークに物理的実体があります。文字を見ずにただ想像するだけでも、その文字の表象に対応する視覚野の専門ニューロングループが、実際に文字を見ているかのように発火します。これがいま、テントフラップ上に単語を映したサーカステント内で起きていることです。眼の網膜位相機構のおかげで、網膜細胞から情報が入ってくるとすぐに、視覚野の対応するニューロンがすでに取り組む用意を整えています。

進化の観点から考えれば、これらの驚異的に効率的な機構の原理は、きわめて道理にかなっており、読字が生まれる前、きっと大勢の祖先が生き延びるのを支えたでしょう。考えてもみてください、初期人類は捕食者の足跡をどれだけすばやく識別する必要があったでしょう――一刻も早く、でした。すばやい認識は、脳内の視覚的表象によって飛躍的に促進されます。考えるととても興味深いですが、いまの人間の網膜位相機構は、新しく字を読むようになった人それぞれのなかで、文字と単語が組み込まれるようにリサイクルされており、実のところ、過去の祖先の皮質のものとも、現代の読み書きできない人のものとも、同じではありません。私たちがいま文字と単語のために使うニューロン作業グループのほとんどは、読み書きができない人のなかでは、おもに物体や顔の認識のような、視覚にとっては似ていても機能的に異なる仕事にあたっています。これは、脳が読字を覚えるとき、文字と単語の細かい特徴を認識するために、もともと物体や顔の同じくらい細かい特徴を識別するのに使われていたネットワークを再利用する、典型的な例なのです。

言語のリング

しかしここで、サーカスにもどる必要があります。まさにそのタイミングで、驚くべき出来事が目に留まります。言語リングから新たなニューロンチームが急に動きだすのです。キーワードは跳ぶ。飛んで旋回している多くの演者はみな、言語リングのなかでも、後頭葉と側頭葉が接する視覚リングとの境界に近いあたりを飛び跳ねています。たしかに、まず視覚情報（つまり文字）がすばやく単語の正しい音と音素にもとづく情報につなげられ、次に、この情報が単語のありうる意味と連想すべてにつなげられるようにするには、たくさんのニューロングループが必要です。

英語には（使われる方言にもよりますが）およそ四四種類の音素があり、ここではそれを、ダイナミックに広がる言語リングのなかで、落ち着きなく跳ね回っている四四人のとても小さな演者で表します。スターティングゲートの仕切り内にいるポニー〔小型の馬〕のように、小さい演者たちがさしあたって待機していると、そのうちの一部がtとrとaとcとkとsの視覚パートナーと結びつけられます。シャム双生児かその三つ子のように見える演者の塊も見えます。いま展開している単語の「tr」のような、融合してよくある音をつくる塊です。さらに、最もよく使われる音は、組み合わせプロセスで最初に選ばれることを予想されているかのように、リング内で有利な場所を与えられているようです。

これには理由があります。周辺視野の左端にある制御ボックス席で、どの文字や文字グループが選ばれるか、最も可能性の高いものに強いライトを当てているらしい様子です。明らかに、熟練の読字脳については何事も成り行き任せではなく、むしろ可能性と予測にもとづいていて、さらにそのもとになっているのが文脈と予備知識なのです。前頭前野からのこの初期誘導のあと、対応する音素演者が視覚チームの入力に応じた音を符合させると、大騒ぎが始まります。「tracks」という単語は始めの合図であり、花火が始まるのです!

言語リングと認知リングのまったく新たな演者グループが出し物に加わって、テント全体に楽しさがあふれます。宙返りする曲芸師が単語の前に躍り出て、それぞれがありとあらゆる考えられる興味深い意味を叫びます。「animal tracks（アニマル・トラックス：動物の足跡）、sport tracks（スポーツ・トラックス：陸上競技のトラック）、railway tracks（レールウェイ・トラックス：鉄道の線路）?」。曲芸師たちはうっとりするほど柔軟で、ひとつのよく使われる意味からあまり使われない単語へ、そしてほかの新たな可能性へと次々に移っていきます。「tracks of tears（トラックス・オブ・ティアズ：涙の跡）、audio tracks（オーディオ・トラックス：音声トラック）、

school tracks（スクール・トラックス：学校の競技場）、one-track-minds（ワン・トラック・マインズ：短絡的思考）、eye-tracking（アイ・トラッキング：視線追跡）、track-lighting（トラック・ライティング：レール式可動照明）？」

このような語義ベースの意味では足りないかのように、言語リングと運動リングをまたいでニヤニヤする物まね師が「動詞の tracks はどうだい？」と尋ね、さらなる可能性を示します。隣接する運動リング内のこれまで隠されていた区域から、集団で息継ぎするような音が聞こえます。そこにエキゾチックな衣装を着た、活発な物まね師の一団が姿を現します。単語を発音するだけでなく、もっとずっと謎めかして、単語を身振りで表そうとしています。単語の意味が動作動詞か抽象的かによって、すぐ近くの唇、喉頭、舌の筋肉を制御するニューロンをはっきり動かさずに、脚と手の筋肉を動かすふりをする準備をしています。「tracks an animal（動物を追いかける）、tracks a crime（犯罪を追跡する）、tracks data trends（データ動向を追う）、tracks the hurricane（ハリケーンを観測する）」

くるくる回る曲芸師と物まね師の背後に、大勢のほかの曲芸師と物まね師のグループが、出番を待っているのが見えます。みんな同じ「意味が似た場所」にいます。少数はリングのすぐ近くに立ち、関連の単語と概念とともに、ミリ秒の合図で飛び込むかまえです。頭韻が tracks（トラックス）に似た音を出す［たとえば treats（トリーツ）、trams（トラムズ）、trains（トレインズ)、tricks(トリックス)」からという理由だけで、あるいは脚韻を踏んでいる[たとえばpacks(パックス)、sacks(サックス)、lacks(ラックス)、さらにはwax(ワックス)]という理由だけで、演技の用意をしている単語グループもあります。

認知リング・感情リング

そして、私たちの注意を言語リング内のソロ演者の演技からそらすかのように、派手な衣装を着た空中ブランコ乗りが頭上を行き交い、私たちの意識を、広大な未踏の空間のまったく異なる記憶された考えへと引き上げ、認知リング内の重なり合う領域に入れと差し招きます。ブランコ乗りの姿が出たり入ったりしているあいだ、一目見ただけでは考えもしなかった「tracks」という単語の文脈について、彼らが問いをささやくのが聞こえます。大きな丘を上り下りする線路を、小さな列車があえぎながら上り、「ぼくにはできる、ぼくにはできる」とつぶやいている、子ども時代の光景が見えます。とてもよく似た線路を走る別の小さな列車は、明るい青色でトーマスと呼ばれています。また別の光景では、筋肉隆々の大男が一九世紀のアメリカのような場所で、列車の線路を建設するために丸太を断ち割っています(図3を参照)。

これらのイメージとあわせて子ども時代の感情が心のなかにわき始め、それとともに感情のリングが、ほかのリングの活発な思考や単語と関連する、さまざまな感情で脈打ち始めます。

しかし、子ども時代の感情がわき上がるだけではなく、認知リングの反対側にも演者グループがだんだん見えてきます。それは冬の装いをした人々の一団であり、長い黒髪で赤いバッグをもった美しいロシア人女性の姿を恐怖の目で見つめていることが、次第にわかってきます。女性はアンナ・カレーニナ、tracks（線路）に身を投げようとしています。しかし、おなじみの恐怖、共感、そして悲しみの感情が感情リングから生じると同時に、光景全体がかすんでいき、私たちの注意は移っていきます。

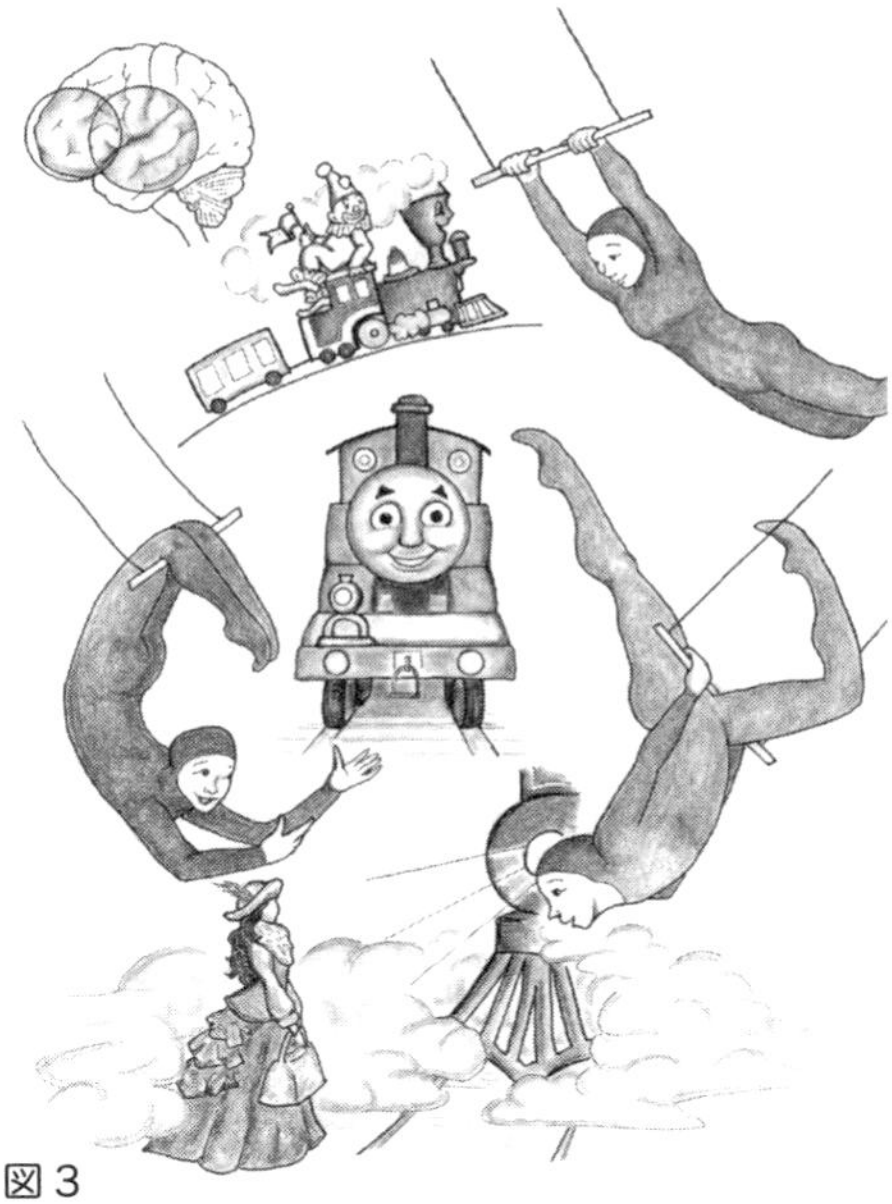

図3

今度はとても変わった幻のような不思議な人影が現れ、角回と呼ばれる領野の上方に止まります。後頭葉と側頭葉と頭頂葉の接合点という、この領域の位置はきわめて重要で、後頭葉の視覚リングと側頭葉および頭頂葉の言語リングと認知リングの機能を統合する能力を示しています（図1を参照）。大柄なタキシードを着たその人は話をせず、演技主任と列車のスイッチマスターの中間のようです。情報を統合し、私たちがたどるべき単語の軌道を選んでいるのです。

命令がこの人から来ているのか、前頭前野の制御ボックス席からなのか、それとも両方からなのかははっきりしませんが、ここで認知リングの照明が暗くなり、アンナの幽霊に似た人影は視界と意識からだんだんに消えていきます。悲しみと後悔の名残のかすかな震えが残っているにしても、アンナのイメージに固執するほどの情報はありませんでした。この瞬間、私たちの心のなかには、この平凡に思える「tracks」という単語をはじめ、多くの単語とのこれまでのあらゆる出会いから、ずっと残っているものがあるのだと気づきます。認知科学者のデイヴィッド・スウィニーが何年も前に力説したように、私たちの言葉は、与えられた文脈における正確な意味が指定されているときでさえ、蓄積された関連する意味、記憶、そして感情を内包しており、それを瞬間的に起動するものなのです。

この一瞬の想起のなかで、言葉を保管し読み出すための脳の設計が見せる多層構造の美しさを、私たちは正しく理解するようになります。一つひとつの言葉が、過去の無数の関連、連想、そして長く蓄えられた感情すべてを、引き出すことができます。実際にあなたはいま、詩人や作家が完璧な言葉、つまり「至言」を見つけようとする日常的な努力に似たものを、読字脳がほんの一瞬で始動させるのを目撃したのです。E・M・フォースターがかつて述べたように、至言は「散文を情熱と」結びつけます。

読字脳のツアーの締めくくりに、シルク・ドゥ・ソレイユならぬ架空のシルキュイ・デ・ラ・レクチュール（読字の回路）で見てきたものを、最後にもう一度見下ろしてみましょう。ただし今回は演技をスローモーションではなく、リアルタイム――ほぼ四〇〇ミリ秒――で、しかも両方の脳半球を見るように手配しました。ほとんどありえない速さで、最初に右脳半球の視覚野がすばやく左脳半球に越境し、そこでありとあらゆる活動が起こり、リングのすべての層にわたって統合されるのが見えます。最終的に演技の最後には右脳半球の大半が発火していて、複数の領野が「ｔｒａｃｋｓ」の意味に貢献し、音のための領野のほうが少ないのがわかります。私たちはそれ以上を知覚することはできません。私たちの目は出し物の動きを十分にすばやく追うことがどうしてもできないので、何がどこでいつ起こっているのか、正確に理解できません。実際、このシーンはとても密接につながっているネットワークの滑らかな演技のようで、私たちに残されるイメージはたくさんのライトがつながって脈動しているように見えます。ほんとうに読字脳には「天の川銀河の星と同じ数の結合部がある」のかもしれません。

読字脳がつながっているこの最終的イメージは、直線的に起きているのと少なくとも同じくらい多くのことが、ジグザグに前に進んだり後ろにもどったり、双方向で起きていることを伝えています。たしかにそれが、私たちが字を読むときに視覚、言語、認知、運動、感情のリングで進行するすべてのタイミングと順序について、まだわかっていないことにいちばん近い印象です。サーカステンテントのてっぺんで見ていると、この読字行為を構成するもののあまりの大きさに謙虚な気持ちになります――それをたいていの人は完全に当然のことだと思っていますが。

あなたは当然のことと思わないでしょう。むしろいまでは、単語を読むたびにおびただしい数のニューロンの作業グループが始動することを理解しているでしょう。いま目にしたばかりのことだけでなく、もっとたくさんあります。そしてもし私たちがたった一語で何百万というニューロンを始動させるのなら、複数の単語からなる一文、ニコラス・クリストフによるエッセイ、アドリエンヌ・リッチによる詩、アンドレア・バレットによる短編小説、レイ・ジャッケンドフによる言語に関する本、マイケル・ディルダによる評論作品を読むとき、自分がどれだけのものに影響を与えるのか、想像してください。人が単語を想起するときに何をしているのか、理解しようと長年にわたって研究してきましたが、私はいまだに、きわめて深い考えを引き出す一連の言葉を人が読むときに起こることに対して、畏怖の念を抱いています。

次の手紙でお話しするように、深く読む脳は情報を理解するために、文字どおり生理学的に「どこへでも」行きます。しかしそれも変わるかもしれません。

心をこめて、著者より

第三の手紙

「深い読み」は、絶滅寸前？

親愛なる読者へ

読書の神髄は、孤独のただなかにあってもコミュニケーションを実らせることのできる奇跡にあると思う。……私たちの知恵は著者のそれが止むところから始まると心底感じる。……しかし、唯一の摂理でもある法則……（おそらく、真実はほかの誰からも受け取ることはできず、自分自身でつくりださなくてはならないことを意味する法則）にしたがうと、彼らの知恵の終点は、私たち自身の知恵の始まりとしか思えない……

——マルセル・プルースト『読書について』

あなたはたった一語の経路を「tracked（たどった）」ところです。前の手紙で、たった一語の読みが膨大な数のニューロンを始動させることを確認しました。それには脳の複数の領域と五層すべてにおける信号伝達が関与します。ここで、「tracks」という一語を単独で読むのではなく、もっとはるかに難しい文中にあるこの単語を読み解いて理解してほしい、とお願いしたとしましょう。たとえば次のような二〇語から成る文です。

His love left no tracks, save for the kind that never go away—— for her and any who would follow.（彼の愛は痕跡をいっさい残さなかった、けっして消えない種類のものを除いて——彼女にも、あとに続く誰にも）

文中には何がある？

もし私が小説を書くとしたら、目に入るものよりはるかに深いこのような文で埋めつくすでしょう。タフツ大学の同僚のジーナ・クーパーバーグとフィル・ホルコームが、ｆＭＲＩ（機能的磁気共鳴画像法）からＥＲＰ（事象関連脳電位術）までさまざまな脳画像技術を使って、あなたがこの文を読み終えたときの脳を観察したら、意外なものも含めてこの文で伝えうるさまざまな意味を理解するのに必要な、驚くほど幅広いプロセスを目にすることができます。たとえば、この文脈での「tracks」という言葉に遭遇したあとには、いくつかの言語ベース領域でERPにN四〇〇と呼ばれる反応が見られます。その領野における約四〇〇ミリ秒の脳波活動は、脳の驚きを示す電気生理学的信号を伝えます。したがってそれらの領域は、変則的で予測外のものを記録したわけです――この場合「tracks」という単語に関して、とくに前の手紙でtracksのさまざまな意味が知らされたり想起させられたりしても、そこからは予測されなかった意味です。単語の意味に関する当初の予測が裏づけられない文は、脳にひと息ついて想像力を働かせることを要求します。この印象的な引用文のように、最後の言葉が静かにほのめかす辛辣な言外の意味を理解するつもりなら、なおさらです。このような文では、全体は部分の総和よりはるかに大きく、このことは読字脳の回路において、どんなプロセスが、どれだけ長く、どこで始動するかに表れます。

この文の処理は、というかどんな文の処理も、前述の知覚および言語のリング内の活動すべてが、二〇個の単語について連続で起こるという、単純な足し算ではありません。認知科学者のアンディ・クラークが説得力をもって書いているように、複数の文やもっと長い文章の単語を読むとき、私たちは新しい認知領域に入るのであり、その場合は予測が知覚に対処しますし、それどころかたいていは知覚に先行して準備します。私にはいまだに驚きなのですが、文を読む前に知っていることが、個々の単語の視覚的形態をより速く認識し、その意味を新たに与えられた文脈で、よりすばやくより正確に理解するための態勢を整えてくれます。熟練した読み手は、低レベルの知覚情報（つまり読字回路の最初のリング）を猛スピードで処理し、接続します。それほどのスピードだからこそ、より高次の深い読みのプロセスに注意を配分することができて、そのプロセスが今度はたえず結果を低次のプロセスとやり取りするので、次に遭遇する単語に対して、より十分な準備ができるのです。

このような双方向のやり取りが認知作用にもたらす利点は、知覚から理解までのすべてを加速することです。一連の単語の次に読むことになるものの可能性を狭めること、すなわちジーナ・クーパーバーグが「順向」予測と呼ぶものによって、知覚を加速するのです。それはスマートフォンが、ひどい（ときに恥ずかしい）ミスもあるとはいえ、単語を入力されるときに行なうことです。このような予測は同様に、読んだばかりのものの作業記憶や、蓄えられた背景知識の長期記憶など、さまざまな情報源から生まれます。知覚、言語、そして深い読みのプロセスの相互作用が合わさって、私たちの理解を加速します。なぜならそのおかげで、二〇個の単語からなる一文も、個々に読まれる二〇個の単語が提供する情報の総和としてより、予測された考えの総和としてのほうが、はるかにすばやく読むことができるからです。

しかし、文や文章をどう読むかの質は、媒体に関係なく、深い読みのプロセスに配分する時間の選択に左右されます。これから本書のなかで検討するものは――デジタル文化から、私たちの子どもとその子どもの読む習慣、そして私たち自身と社会における熟考の役割まで――すべて、きわめて重要なのにけっして保証されていない、深い読みの回路を形成するプロセスへの時間配分を理解することにかかっています。このことは、子ども時代の回路の発達にも、生涯にわたるその維持にも言えることです。深い読みのプロセスが形成されるには何年もかかりますから、社会として私たちは、子どもたちがごく幼いときからそのプロセスの育成に気をつける必要があります。社会の熟練した読み手である私たちは、深い読みを長年維持するのに必要な、ほんのちょっとの余分な時間を費やすように、日頃から気をつけなくてはなりません。

注意の質

あなたがどれだけうまくそうしているか、確認してみましょう。

次の二つの節について考えてください。これは著名な遺伝学者でヒトゲノム・プロジェクトの責任者を務めたフランシス・S・コリンズが、これまで書かれた最も有名なテキストである『聖書』を読むことに関して述べたものです。

いますぐ聖書を見つけてきて、創世記一章一節から創世記二章七節まで読んでほしい。意味を理解しようとしているのなら、実際の文章を見ることに代わるものはない。
二五世紀にわたる議論にもかかわらず、創世記一章と二章の意味が正確に何を意図しているのか、わかる人間はいないと言っていいだろう。私たちはそれを探り続けるべきだ！　しかし、科学的新事実はその探究にとって敵だという考えは浅はかである。もし神が宇宙とそれを支配する法則をつくったのなら、そしてもし神が人間にその仕組みを理解する知力を与えたのなら、神は私たちがその能力を軽んじることを望むだろうか？

創世記一章と二章にある天地創造の二つの説明に関するコリンズの最初の節を、あなたはきっと、さっと苦もなく読んだでしょう。しかし二番目の節では、一度ならず中断したかもしれません。とはいえ、あなたは二つのまったく異なる方法のどちらかで読んだ可能性がおおいにあります。創世記を読むときの科学と宗教的信仰についてコリンズが言おうとしたことに、注意してよく考えようとかなり努力したか、あるいは、あまり注意せずにざっと読んだか、どちらかでしょう。この二つの節をどう読むかは、あなた自身の現在の読み方だけでなく、私たちだれもがこの新しい千年紀に、文字と単語ベースの文化から、もっとはるかに速いデジタルと画面ベースの文化に移行するときに直面するジレンマも、垣間見るための窓になります。

ウィリアム・スタッフォードは自分の詩のなかで「注意の質はあなたに与えられている」と書いています。これは、言葉の表面下にある認識の層を詩人が表現したもので、ほかのどこにもちらりとものぞかない考えを、見つけてみろと誘っているのです。社会が直面し始めている重大で答えの見つかっていない疑問の根底にあるのは、注意の質です。それはあなたがいま、フランシス・コリンズの言葉を探るため、あるいは流し読みするために使ったばかりのものです。即時性やすばやいタスクの切り替え、そしてひっきりなしの注意散漫なモニタリングを助長する媒体で読むとき、もっと熟考して注意を集中するときと比べて、注意の質は変わるのでしょうか？

科学者として私が気になるのは、私たちのような熟練の読み手は、日常的に何時間も（そして何年も）画面上の文章を読んだあと、もっと長くて難しい文章を読むとき、主要なプロセスへの注意の配分を微妙に変えているのかどうか、です。読むときの注意の質――私たちの思考の質の基礎――は、私たちの文化が印刷ベースからデジタルベースに移行すると、否応なく変化するのでしょうか？　そのような移行には、認知力へのどんな脅威と明るい兆しがあるのでしょう？　二一世紀の日常生活に必要なスキルを獲得して使ううちに、私たちが何を失いつつあり、何を得られるのかを理解するために、私は問題の核心に真正面からぶつかりたい。そのために、熟練した読字脳回路を構成する多種多様な深い読みのプロセスを検討して、その多様な能力がおのずと明らかになるようにします。ここで説明する深い読みのプロセスが唯一のリストだと言うつもりはありませんし、脳内に現れる順番も配置も一通りではありません。記憶を喚起するものもあれば、内容を分析するもの、新しい考えを生成するものもあります。読みのタイプによって、複数の複雑なプロセスがダイナミックに相前後して読字回路内で始動し、互いに互いからの入力を受け、そこに以前の単語レベルの入力も加わります。しかし順番に関係なく、スタインベックの『エデンの東』で年老いた中国人の召使いが主人の子どもたちに話したように、「最後には光がある」のです。

深い読みの喚起プロセス

「文」は文字どおり「考え方」を意味し……文は思考の機会と制限の両方——考えるときに使わなくてはならず、そのなかで考えなくてはならないもの——なのだ……とわかる。さらにそれは感じられる思考である。……感じる意味のパターンである。

——ウェンデル・ベリー

心象の力

文を「感じられる思考」とする作家のウェンデル・ベリーのとらえ方は、とくに具体的で感覚を刺激する深い読みのプロセスへと自然につながります。それはすなわち、読むときにイメージをつくる能力です。私たちはそれをどうやってやるのでしょう？　装丁家で作家のピーター・メンデルサンドが強調するように、私たちが読んでいるときに「見る」ものは、私たちが著者とともに、あるいはときにフィクションでは著者の代理人をとおして、イメージを共同創作する助けになります。フィクションでもノンフィクションでも、聞こえる語り手の声についても同様のことが言えます。ある小説家がこの読み手への受け渡しをこう表現しています。「本を開くと声が話す。多少なりとも異質な、あるいは心地よい世界が現れて、人生をどう理解すべきかについて、読者が蓄えてきた仮説をさらに豊かにする」。こうして、マーク・トウェインによるハックルベリー・フィンの描写や、アリス・ウォーカーによる〈『カラーパープル』の主人公〉セリーの描写、F・スコット・フィッツジェラルドによるニック・キャラウェイを語り手としたギャツビーの描写を読むとき、あなたは大勢のなかからこれらの登場人物それぞれを見つけ出すことができます。あなたと著者は一緒に、言葉だけで伝えられている一連の選ばれた細かい感覚描写から、イメージを構築するのです。

これまで書かれたなかで最も人の心をつかむ「ショートショート」を取り上げましょう。

アーネスト・ヘミングウェイをめぐって、彼のいたずら好きの作家仲間が考えた賭けの結果として生まれたものです。仲間たちは彼が六語で物語を書くことはできないと賭けたのです。ヘミングウェイがその賭けを受けて、勝ったことは意外ではありません。意外なのは、ヘミングウェイがこの物語を自分の著作のなかで最良の部類に入ると思ったことです。そのとおりでした。彼は最小限の言葉で、最も力強い視覚的イメージを喚起し、私たちが彼の長編作品を読むときに利用するのと同じ深い読みプロセスの一部も刺激しました。彼の六語の物語はこうです。

For sale: Baby shoes, never worn.（売ります。ベビーシューズ、未使用）

これほど腹の底にパンチを食らわせる六語の例はまずありません。私たちは直観的な確信をもって、この靴がなぜ未使用なのかを感じます。それを実感する前に、あなたは心の目で、ぽつんと置かれた一足のベビーシューズのイメージを見たでしょう。おそらく細いひもがきっちり結ばれ、小さな足の跡はまったくありません。そんな悲しいイメージがあなたの背景知識の貯蔵庫に入ったおかげで、あなたは「売ります」という表面的な情報の下にあるシナリオ全体を推論できたのです。同時に、自身の背景知識、心象、そして推論プロセスの相互作用のおかげで、自分の視点から他人の視点へと、複雑な感情もすべて含めて、移ることができます。

このように、ヘミングウェイは六つの簡潔な言葉で、読み手にさまざまな個人的感情を与えられるイメージを示しました。そのような喪失がもたらす心の痛み、それを経験していないことへの抑えきれない安堵感と、後に続く刺すような罪悪感、そしておそらく、この感情をこれ以上詳しく知りたくないという祈りにも似た願い。これほど無駄のない言葉によって、人をこの絶望的で複雑な感情に追い込める作家はめったにいません。しかし私がここで注目するのは、ヘミングウェイの元ジャーナリストらしい簡潔なスタイルではなく、むしろ、文章の根底にありえる幾層もの意味を察するだけでなく、他人の考えと感情を理解することの助けにもなる、心象の力なのです。

共感——他人の視点になる

ただ結びつけるだけ

——E・M・フォースター

他人の視点に立ち、その気持ちになるという行為は、深い読みプロセスの最も深遠で、あまり知らされていない貢献のひとつを表しています。プルーストの「孤独のただなかにあってもコミュニケーションを実らせることのできる奇跡」という表現は、読むという経験のなかの奥深い感情的な次元を表します。それはすなわち、自分のプライベートな世界から一歩も出ることなく、別の人とコミュニケーションを取り、一緒にいると感じる能力です。読むことによって得られる、自分の領域を出るのに出ないこの能力があったからこそ、世捨て人のエミリー・ディキンソンが、マサチューセッツ州アマーストのメインストリートに面した自分の休息所の外にある他人の生活や土地に出向くための、彼女が個人用「フリゲート艦」と呼ぶものを手に入れたのです。

語りのうまい神学者のジョン・S・ダンは、読書におけるこの出会いと他者視点取得のプロセスを、「移入」の行為と表現しています。人は特定の種類の共感によって、他人の感情、想像、そして思考に入り込みます。「移入はけっして完全ではなく、つねに部分的で不完全だ。そして同様に自分自身にもどる逆のプロセスがある」。私たちがもともとの限定された世界観から別の世界観へと入り、そして広くなった自分の世界へともどる様子を、みごとなまでに適切に表しています。熟考に関する崇高な書『愛の心』で、ダンはプルーストの洞察を発展させています。「その『孤独のただなかにあってもコミュニケーションを実らせることのできる奇跡』はすでに、一種の愛の習得かもしれない」。ダンは、プルーストが表現した読書のなかの――読むという行為は本質的に孤独であるにもかかわらずコミュニケーションが生まれるという――パラドックスは、ほかの人間を知り、彼らが何を感じるかを理解し、「他者」とは誰または何であるかの感覚を変えていこうとする試みへの思いがけない準備になると考えました。ジョン・S・ダンのような神学者や、この原理をフィクションとノンフィクションとで同じように解明することをライフワークとしたギッシュ・ジェンのような作家にとって、読むという行為は、人間が自分自身から解放されて他人に移入し、そうすることで、本来なら知ることがなかった憧れや疑念や感情をもつ別の人になるとはどういうことかを悟る、特別な場所なのです。

「移入」がもたらす変容の効果を示す絶好の例を私に教えてくれたのは、バークレーで教育を受け、中西部のど真ん中で若者を相手にしている演劇教師でした。彼のもとに一人の生徒がやって来ました。美しい一三歳の少女で、シェイクスピアを上演する彼の劇団の一員になりたいと言うのです。それはふつうの願いでしたが、ふつうでない現実がひとつありました。その少女は嚢胞《のうほう》性線維症が進行し、余命わずかと宣告されていたのです。このすばらしい教師は少女に、生きているあいだには経験できないかもしれない恋心と熱い思いを感じさせられそうな役をやらせました。彼が言うには、彼女は完璧なジュリエットになりました。ほぼ一晩で、『ロミオとジュリエット』のセリフをこれまで一〇〇回演じたことがあるかのように覚えたそうです。

周囲のみんなを仰天させたのは、そのあと起こったことです。少女は次々にシェイクスピアのヒロインになり、役ごとに深く強く感情をこめて演じるようになっていきました。そしてジュリエットを演じてから、もう何年も過ぎています。周囲の予想も医学的見通しも裏切って、彼女は大学に入り、医学と演劇の二重学位を取ろうとしており、次々に役に「移入」し続けるつもりです。

この少女の特別な例が語っているのは、精神と心が体の限界を克服できるかどうかではなく、むしろ、他人の人生に入り込むことが自分の人生にもちうる意味の強さです。演劇は、私たちが読書にとても深く没頭して移入するときに起こることを、よりわかりやすくします。私たちは「他者」を自分自身のなかの客として歓迎し、さらに「他者」になることもあります。一瞬、自分自身を離れ、そしてもどるときにはより大きく強くなり、知的にも感情的にも変化します。そしてこのすばらしい少女の例が教えているように、それまでの人生でできなかったことを経験する場合もあります。それは計り知れない恵みです。

そして恵みのなかの恵みがあります。他者視点の取得はいま読んだものと共感を結びつけるだけでなく、世界についてのしっかりした知識も増やします。それは経験によって得られる能力であり、そのおかげで私たちは、やがてもっと人間的になることができます。アーノルド・ローベルの『がまくんとかえるくん』［『ふたりはいっしょ』（文化出版局）所収］を読んで、かえるが病気のときにがまがえるが何をするか知るときの子どももそうですし、トニ・モリスンの『ビラヴド』（ハヤカワepi文庫）やコルソン・ホワイトヘッドの『地下鉄道』（早川書房）を読んで、魂を吸い取るようなひどい奴隷の境遇と、それを強いられる人々の絶望を経験する大人もそうです。

読むという行為にはこのように意識を変える側面があり、それを通して私たちは、希望をなくしてやけになったり、秘めた感情に恍惚とし身を焦がしたりすることが、何を意味するのか感じられるようになります。私はジェーン・オースティンのヒロインたちそれぞれ――エマ、ファニー・プライス、『高慢と偏見』のエリザベス・ベネット、あるいは最近出版されたカーティス・シッテンフェルドの『ふさわしい人――現代版「高慢と偏見」』に登場する彼女の生まれ変わり――が感じていることを、何度読んだかもはや覚えていません。私にわかっているのは、これらの人物それぞれが経験した感情は、誰もが抱えるしばしば矛盾するさまざまな感情の理解を助けてくれたことです。そして人生の状況がどうであれ、私たちのなかでは複雑な感情が交錯して、孤独感が薄れます。C・S・ルイス〔『ナルニア国物語』の原作者〕の人生を描いた戯曲『シャドーランズ』では、こう表現されています。「私たちは孤独でないことを知るために本を読む」

実際、もし幸運に恵まれれば、私たちは本に住んでいる人々や、ときには彼らを書いた著者への、特別なかたちの愛情を経験するようになるかもしれません。著者への愛情という概念のとりわけ具体的な表現は、非常に意外な歴史上の人物、ニッコロ・マキャヴェッリに見られます。彼は、自分が読んでいる本の著者の意識にうまく入り込み、著者と「会話」するために、さまざまな時代の著者にふさわしいスタイルの正装をしました。外交官フランシスコ・ヴェットリへの一五一三年の手紙に、こう書いています。

私は彼らと話をするのも、彼らの行動の理由を尋ねるのも、恥ずかしくはない。そして彼らは親切に答えてくれる。四時間が過ぎても私は退屈せず、あらゆる悩みを忘れ、貧困を恐れず、死にもおびえない。私は完全に彼らに没頭する。

マキャヴェッリはこのくだりで、深い読みがもつ視点取得の側面だけでなく、読み手を目の前の現実から内面的な場所へと移す能力をも例示しています。その場所では、年齢に関係なくほとんどの人間のありようを象徴する避けられない重荷、すなわち恐怖、不安、孤独、病、愛情の不確かさ、喪失と拒否、ときに死そのものまで、共有することができるのです。これは、批評家のスーザン・ソンタグが若いころ書棚を見て、「私は五〇人の友を見ている。本は鏡のなかに踏み込むのに似ていた。私はどこかほかの場所に行くことができた」と思ったとき、彼女が感じたものにちがいないと思います。そして確かにそれは、二人の書き手が証言している読書がもつコミュニケーションを生む側面であり、何歳であっても自分自身を抜け出して、フィクションの登場人物、歴史上の人物、あるいは著者自身、とにかく誰か他人と交流する心地よい慰めに入り込むことの意味なのです。

現代文化において、この読む生活への自由な没頭が脅かされるおそれがあることを、懸念し始めている人が社会には増えつつあります。この喪失に対する個人的関心について、私を取材したNPR（ナショナル・パブリック・ラジオ）のチームもそうです。本によってつくられた世界と、そこに住む「友だち」の生活や気持ちに入り込む認知忍耐力をだんだん失えば、多くのことが失われます。動画や映画もその一端を担えるのはすばらしいことですが、本の世界でしっかり表現された他者の思考に入り込むことで可能になるものとは、没頭の質にちがいがあります。自分とまったく異なる人の考えや気持ちに出会うことがなく、それを理解するようにならない若い読み手はどうなるのでしょう？　自分の知らない同類でない人々への共感を失いはじめたら、年輩の読み手たちはどうなるのでしょう？　ただの無知から不安、そして誤解へという公式こそ、アメリカがもともと多文化市民のために掲げていた目標とは逆の、好戦的なかたちの不寛容につながるおそれがあります。

そのような考えやそれと相関する希望は、小説家のマリリン・ロビンソンの作品でしばしばテーマになっています。バラク・オバマ前大統領は彼女を「共感のスペシャリスト」と表現しました。オバマが在任中に求めた最も注目すべき交流のひとつとして、アイオワへの出張中にロビンソンを訪ねたことが挙げられます。幅広い議論をするなかでロビンソンは、多くのアメリカ人が自分と異なる人々を「邪悪な他人」と見るほうに向かっている、政治的な流れを嘆きました。彼女はこれを「私たちが民主主義国家であり続けるかどうかという観点からすると、ものすごく危険な成り行き」と表現しました。ロビンソンはヒューマニズムの衰退について書くときも、その擁護者が守るべきだと主張する価値観を損なう恐怖の力について書くときも、多くの人がしばしば気づかずに抱く恐怖と偏見への対抗手段として、他者視点の理解を助ける本の力を概念化しています。この文脈でオバマはマリリン・ロビンソンに、市民であることについて最も重要なことは小説から学んだと話しました。「関係しているのは共感だ。世界は複雑でグレーなものにあふれているが、それでもそこには見つけるべき真実があり、人はそのために奮起し、そのために努力する必要がある、という考えを受け入れることだ。そして、それは自分とはまったくちがっても、ほかの人とつながることはできるという考えだ」

オバマとロビンソンが話し合った共感に関するとても現実的な教訓は、他人の生活を経験することで始まるかもしれませんが、読書のおかげで他者視点を取得し、自分のそれまでの判断や他人の生活を検討せざるをえなくなってからの努力によって深められます。ルシア・ベルリンの短編『掃除婦のための手引き書』(講談社)は、ぴったりの例を示しています。私は読み始めたとき、主人公の掃除婦は、働いている場所の周辺の水面下で起こる日常的な悲劇に、無関心なのだと考えていました——最後の一文を読むまでは。物語は彼女のつぶやきで終わります。「私はとうとう泣いた」。この物語の語り手である掃除婦について最初に思い込んでいたことはすべて、最後の行で崩れました。私の誤った限定的な推測は、読むものに対する自分の偏見がわかったときに開く窓から出て行きました。これはベルリンが読者に自分のこととして気づいてほしいと意図した、謙虚な認識であったことはまちがいありません。

ジェームズ・キャロルの本『実際のキリスト――非宗教時代のための神の子』には、ノンフィクションの領域で直面する同様の視点取得が描かれています。そこでキャロルは、とても信心深いカトリック教徒の少年として『アンネの日記』（文春文庫）を読んだ経験を語っているのです。このユダヤ人少女の人生に入り込んだとき、彼は人生を一変させるエピファニー（神聖なものの顕現）を感じました。そこには、最終的に自分と家族を破滅させたユダヤ人への激しい憎悪に直面しながらも、失わずにいた生きることへの希望と情熱が満ちています。

このまったく見知らぬ少女の視点に入ることは、若いジェームズ・キャロルにとって予想外の通過儀礼となりました。『アメリカ鎮魂歌――神、父、私たちのあいだに入った戦争』に見られるベトナム危機時の将軍だった父親との葛藤の印象的な描写から、『コンスタンティヌスの剣――教会とユダヤ人の歴史』に見られるユダヤ教とキリスト教の関係の描写まで、キャロルの本はどれも、ベトナムであろうとドイツの強制収容所であろうと、最も深いレベルで他者の視点を理解する必要性を中心に展開されています。

『実際のキリスト』でキャロルは、二〇世紀初期のドイツ人神学者ディートリヒ・ボンヘッファーの人生と思想を用いて、人が他者視点を取得しないことの生死にかかわる甚大な影響を強調しています。ボンヘッファーは、当時のほとんどの人々が歴史上のイエスのユダヤ人としての視点を理解することも、ドイツにおけるユダヤ人迫害を彼らの視点から見ることも、悲しいくらいできていないことについて、初めは説教壇から、のちに収容所の独房から、果敢に説いたり書いたりしました。最後の著作の核心でボンヘッファーは問いかけています。歴史上のキリストは実際ナチス・ドイツにどう反応するでしょう？　ユダヤ人のために声を上げる者だけが、「グレゴリオ聖歌を歌う」ことができる、と彼は主張しました。この結論から、彼は殺人に関する自分の宗教的信条に背いて、二度のヒットラー暗殺未遂に貢献し、最終的に総統代理からの直接指令によって強制収容所で殺されるに至ったのです。

私がこの手紙を書いているのは、大勢の難民――そのほとんどはイスラム教徒――が恐ろしい状況から逃げて、ヨーロッパかアメリカか、どこであれ以前の生活を取りもどせる場所に流れ込もうとしている時代です。この手紙を書いている日、私自身が住むボストン市出身のユダヤ人の青年が、高校を卒業して大学に入学する前の一年間の遊学中、イスラエルで殺されました。パレスチナ人の少年に「敵性他者」とされたからです。最も深いかたちの読む力を育てることで、そのような悲劇すべてを防ぐことはできないにしても、ほかの人間の視点を理解することで、この世界の他者に対応する別の思いやりある方法を見つけるべき理由が、新たにいろいろとわかってきます。その他者は、危険な外海を渡る無垢なイスラム教徒の子どもであれ、ボストンのマイモーン学校を卒業した悪意のないユダヤ人少年であれ、家からはるか遠く離れたところで殺されているのです。

しかし不安な現実として、最近までの私自身を含めて多くの人に知られていないことですが、若者たちに予期せぬ共感低下が始まっています。MITの研究者シェリー・タークルが取り上げたスタンフォード大学のサラ・コンラスとその研究グループによる研究は、過去二〇年間で若者たちの共感が四〇パーセント低下し、しかもこの一〇年で最も急激に低下していることを明らかにしています。タークルによると、共感喪失のおもな原因は、若者たちがオンライン世界を渡っていくには、どうしてもリアルタイムでじかに話す関係から注意がそれてしまうことにあります。彼女の考えでは、現代テクノロジーのせいで私たちは互いに距離を置くことになり、それが個人としての私たちのあり方だけでなく、互いとのかかわり方も変えるのです。

最も深いレベルでの読みは、共感離れの顕著な傾向への対抗手段のひとつかもしれません。しかし、まちがわないでください。共感とは、他者に対して思いやりをもつことだけではありません。その重要性はさらに先を行くのです。なぜなら、共感は他者を掘り下げて理解することでもあり、異なる文化どうしのつながりが強まっている世界では欠かせないスキルだからです。私がここで視点取得と呼んでいるものは、認知的、社会的、そして情動的プロセスが複雑に絡み合ったものの典型であり、私たちの読字脳回路にたっぷり痕跡を残すことが、認知神経科学の研究で明らかになっています。ドイツ人神経科学者のタニア・シンガーによる脳画像研究は、従来の共感の概念を拡張して、視覚、言語、認知の作用を広大な皮質下ネットワークと結ぶ、感情思考ネットワーク全体が共感にかかわることを示しています。シンガーが強調するのは、この広いネットワークはとくに、広大な人間の脳のあちらこちらを接続する機能を果たす島皮質と帯状皮質も含めて、心の理論のための複雑に接続されたニューロンネットワークで構成されていることです。心の理論とは、社会的相互作用のなかで他者の思考と感情を知覚し、分析し、解釈することを可能にする、きわめて重要な人間の能力を指し、自閉症スペクトラム症患者の多くで十分に発達せず、無感情症と呼ばれる病態では失われています。シンガーらによると、これらの領野のとても大型のニューロンは、共感に必要とされる、運動皮質をはじめほかの皮質および皮質下の領域との迅速なコミュニケーションに、とくに適しているのです。

字を読むときに運動皮質が活性化すると考えるのは、なんとなく比喩的な飛躍に思えるかもしれませんが、文字どおり皮質の跳躍に近いのです。前の手紙で、アンナ・カレーニナが線路に飛び込む表現で呼び起こされた、つかの間のイメージをもう一度思い描いてください。トルストイの小説でそのくだりを読んだら、あなたも飛び込んだのです。おそらく、あなたが脚や胴体を動かすときに使うのと同じニューロンが、アンナが列車の前に飛び込んだと読んだときにも活性化されました。彼女の心の底からの絶望に共感するときも、ミラー・ニューロンがこの自暴自棄を運動で示すときも、あなたの脳の非常に多くのパーツが活性化されます。

ミラー・ニューロンはきちんと理解されているというより、世間で流行っているだけかもしれませんが、読字においては興味深い役割を果たします。とくに魅力的なタイトルの論文――「ジェーン・オースティンに関するあなたの脳」――のなかで、一八世紀の文学を研究するナタリー・フィリップスはスタンフォード大学の神経科学者とチームを組んで、フィクションの読み方がちがうと何が起こるかを研究しました。つまり、「細心の注意」を払う場合と払わない場合です（フランシス・S・コリンズの二つの引用文を思い出してください）。フィリップスらは、人がフィクション作品を「ていねいに」読むとき、登場人物が感じることとすることの両方に対応する脳の領域が活性化されるのを発見しました。文学科の大学院生にていねいに読むように、あるいは気晴らしに読むように言うだけで、運動と触覚にかかわる複数の領野を含めて、脳の異なる領域が活性化することに、彼女らは率直に驚きました。

関連する研究で、エモリー大学とヨーク大学の神経科学者が、手触りに関するたとえを読むと体性感覚皮質と呼ばれる触覚をつかさどる領野のネットワークが活性化し、さらに、動きについて読むと運動ニューロンが活性化することを示しています。したがって、私たちがエマ・

ボヴァリーの絹のスカートについて読むとき、触覚の領野が活性化し、エマが馬車からよろよろと降りて、若い気まぐれな愛人のレオンを追いかけて走るところを読むとき、運動皮質の動きをつかさどる領野と、おそらく多くの感情にまつわる領野も活性化します。

これらの研究を皮切りに、文学の脳科学という分野で、共感と視点取得の役割についての研究が増えています。フィクションの心理学を研究する認知科学者のキース・オートリーは、フィクションを読むことと、共感と心の理論の両方を支えていることが知られている認知プロセスの関与には、強い関係があることを実証しました。オートリーとヨーク大学の同僚のレイモンド・マーによると、フィクションを読んで別の人の意識を取得するプロセスと、フィクションの内容——きまって人生における強い感情と葛藤が展開する場所——の本質は、共感に貢献するだけでなく、社会科学者のフランク・ハケムルダーが「モラル実験室」と呼んだものを表しているのです。この意味で、私たちはフィクションを読むとき、知り合いであることを想像さえできないような人を含めて、別の人の意識を脳は積極的にシミュレーションしています。そのおかげで私たちはしばらくのあいだ、別の人であるとは本当のところどういう意味なのかを、試してみることができるのです。他人の人生を支配する感情や苦闘には、同じようなものもあればまったく異なるものもあって、それもすべて試せるのです。読字回路はそのようなシミュレーションによって磨きをかけられます。私たちの日常生活も、他人を導く人々の生活も、磨かれていきます。

小説家のジェーン・スマイリーは、現代文化によってとくに脅かされるのは、フィクションのこうした側面であると懸念します。「私の推測では、テクノロジーだけでは小説は葬られない。……しかし、小説は脇に追いやられるおそれがある。……そうなればこの社会は、私たちのことやお互いを理解するすべのない……人々によって、むごたらしく荒らされるだろう」。全員のために民主主義が実現している社会をつくるつもりなら、人間にとって読む生活がどれだけ重要かを思い出させる、背筋が寒くなるような言葉です。

したがって、共感は知識と感情の両方を必要とします。過去の思い込みを忘れて、別の人、別の地域、別の文化と時代に対する、知的理解を深めることが必要なのです。人類史上のいまこの瞬間、思いやりをもって他人を知る能力が、ダライ・ラマ、デズモンド・ツツ大主教、教皇フランシスコなどの精神的指導者が言う「無関心の文化」への最善の対抗手段かもしれません。住民全員にとってより安全な世界をつくるために、私たちが協力する必要のある他者への最善の架け橋でもあるかもしれません。読字脳回路内のきわめて特殊な認知空間のなかで、他者の心を思いやって理解することにより、高慢と偏見は消える可能性があります。

共感と読字脳に関するこの新たに出現した研究は、感情と思考が各人の読字回路で接続されていることが、生理学的、認知的、政治的、そして文化的に、いかに重要であるかを実証しています。そして私たちの思考の質は、私たちがそれぞれ身につける背景知識に左右されます。

背景知識

私たち一人ひとりは、経験、情報、読んだ本の組み合わせ以外の何者でもない。……それぞれの人生は百科事典であり、図書館なのだ。

——イタロ・カルヴィーノ

多くの小学一年生の読み手は、ヘミングウェイの六語の物語を解読することはできるかもしれませんが、彼らにはその根底にある意味を推測するための、あるいはあなたと私がそれを読んで経験した感情を抱くための、背景知識がありません。生涯にわたって、私たちが読むすべてのものが知識の宝庫に加わり、何であれ読むものを理解し予測する能力の基礎になります。たしかに事実もその一部ですが、宝庫という言葉で私が指すのはそれだけではありません。一流の作家のなかには、読書が人生にもたらした考え方の土台について、雄弁に書いている人もいます。アルベルト・マングェルは名著『読書の歴史——あるいは読者の歴史』(柏書房)のなかで、読書は蓄積されていくと述べ、深い読みに不可欠なこの要素の実例を示しています。

一〇代だったとき、マングェルはブエノスアイレスのピグマリオン書店で働いていました。そして、ピグマリオンのとくに有名な顧客だった高名なアルゼンチン人作家のホルヘ・ルイス・ボルヘスに出会いました。ボルヘスは新しい作品だけでなく新しい朗読者も求めて、店を頻繁に訪れていたのです。彼は五〇代で視力を失い始め、読み聞かせをしてもらうために、書店でいきなり次々と人を雇っていました。マングェルがボルヘスの朗読者になった話は、一人はすでに世界的に有名で、もう一人はまだ処女作も書いていなかった、二人の重要な作家に関する感動的な物語です。マングェルがボルヘス個人の書斎で学んだことは、『読書礼讃』（白水社）から『図書館――愛書家の楽園』（白水社）まで、マングェルが書くことになるすべての本に浸透しています。それはつまり、本が読む人の人生と知識の蓄積に与える多大な影響です。

　マングェルとボルヘスの作品も私生活も、人が読むものから得る独自の背景知識の計り知れない重要性を描き出します。私は人が何を読むかとどう読むかの両方に関心があります。現在の環境で私たちが読んでいる内容は、二一世紀の生活が求めるものにとっても、深い読字脳回路の形成にとっても、十分な背景知識を提供するでしょうか？　私たちは社会として、頭のなかに独自の個人的な背景知識プラットフォームをもつ熟練の読み手グループから、同じような外部の知識サーバーへの依存を強めている熟練の読み手グループへと、移行しているように思えます。現在のすぐに利用できる外部の豊富な情報というすばらしい贈り物を見失うことなく、独自に形成された頭のなかの知識源を失うことの影響と代償を、私は理解したいのです。

アルベルト・アインシュタインいわく、私たちの世界観が私たちに見えるものを決める。読むことについても同じです。媒体が何であれ、新しい情報を見て評価するために、自分自身の事実の操舵室をもたなくてはなりません。聡明な未来学者レイ・カーツワイルが正しければ、情報と知識の外部ソースをすべて、人間の脳内に移植することは可能かもしれませんが、現時点でそれは技術的、生理学的、倫理的に選択肢にありません。いまのところ、背景知識はリア王の肉にとっての塩のように、深い読みのプロセスにとって必須であり、なくなり始めるまで真価を認められることもありません。あまりに早くあまりに大きく外部知識に依存することになると、私たちが読むものと知ることの関係は根本的に変わってしまいます。新しい情報を推論と批判的分析をもって理解し解釈するためには、自分自身の知識ベースを使うことができなくてはなりません。そうしない場合のあらすじはすでに明確です。私たちはだんだんと影響を受けやすい人間になり、怪しげな情報や誤った情報にますます安易に誘導され、そんな情報を知識と勘ちがいするか、もっと悪いことに、どちらであっても気にしないようになってしまいます。

そんなシナリオへの答えは目の前にあります。すなわち、背景知識と深い読みの相互関係のなかです。注意深く読むときのほうが、何が真実かを見わけて、自分が知っていることをそれに加えられます。思想家のラルフ・ウォルドー・エマソンは読書のこの側面を、非凡なエッセイ「アメリカの学者」に記述しています。「心が労力と創意に支えられているとき、私たちが読むどんな本のページも、多種多様のほのめかしに照らされる。どの文も二重に重要である」。認知心理学者のキース・スタノヴィッチは読字を研究し、単語知識の構築について同様のことを述べています。彼の主張によると、子ども時代、語彙が豊富な子どもはますます豊富になり、語彙が乏しい子どもはますます乏しくなるのです。この現象を彼は新約聖書の一節にちなんで「マタイ効果」と呼びました。背景知識へのマタイ効果もあります。幅広く深く読んできた人は、自分が読むものに応用するための多くの情報源を携えることになります。幅広く深く読んでいない人は思い出せるものが少なく、ひいては推測、推論、類推思考の基礎が弱いので、フェイクニュースであれ、完全なでっち上げであれ、裏づけのない情報の犠牲になりがちです。現代の若者は自分が何を知らないかを知ろうとしません。

若者だけではありません。十分な背景知識がなければ、深い読みのプロセスが実行されることは少なく、多くの人々が自分のすでに知っている範囲の外には出ない状況へとつながります。知識が発展するためには、私たちはたえず背景知識を増やす必要があります。逆説的ですが、今日の事実とされる情報はたいてい、審査も証拠も一切ないような外部ソースから来ます。この情報をどう分析して使うか、そして、新しい情報を評価するための時間のかかる批判プロセスを展開するのをやめるかどうかが、私たちの未来に大きな影響をおよぼします。予備知識と分析プロセスの両方によってもたらされる抑制と均衡がないと、利用できる情報の質や優先順位が正しいかどうか、外部の動機や偏見が絡んでいないかどうかを疑うことなく、情報を取り込んでしまうリスクが生じます。

作家のエドワード・テナーが「見事なテクノロジーを生み出した知性が、そのテクノロジーに脅かされるとしたら、それは残念なことだ」と言って説明した罠に、人間が落ちないようにする必要があるのです。最近の会議で、アルバータ大学の図書館システムを監督するジェラルド・ビーズリーが、デジタルへの移行が本の運命におよぼす影響について話しました。「現在の状況はどうにもならない。どうにかなるまで、私たちは『本の属性の守護者』でいなくてはならない」。同じことが読み手の属性を守ることにも言えますが、それは読み手の知識に始まり、知識に終わります。

科学の躍進に関する最も有名な言葉のひとつは、ルイ・パスツールによるものです。「チャンスは準備ができている心にのみ訪れる」。この明快な言葉は、深く読む脳における背景知識の役割も、同じようにすんなり説明してくれます。どうやって準備ができている心を読むものに向けるか、どうやって類推のスキルを活用して、みずから組み立てる情報を分析するか、そしてどうやってその精査された考えをまったく新しい考えや洞察の材料として使うか、切れ目なく続いていくのです。

このように続くプロセスに備えるために、私はこの節を、ＳＦ作家のアイリーン・ガンによる、もうひとつの「ショートショート」で軽めに終わろうと思います。彼女の六語は、表向きは宇宙旅行の話で、理系の素養が少し余計に必要かもしれません……。

Computer, did we bring batteries? Computer?（コンピューター、僕たちはバッテリーを持ってきたっけ？　コンピューター？）

深い読みの分析プロセス

概念がなければ思考はありえず、類推がなければ概念はありえず……類推は思考の燃料であり火である。

――ダグラス・ホフスタッターとエマニュエル・サンダー

科学的手法と考えられているものが、深い読みのあいだに展開される最も高度な認知プロセスの特性を多く示していることは、偶然ではありません。科学であれ、人生であれ、文章であれ、物事の真実にたどり着くには、観察、仮説、推論と演繹にもとづく予測、検査と評価、解釈と結論、そして可能ならば結論について反復による新たな証明が必要です。読字の最初の数ミリ秒で、私たちは自分が知覚するものを集めて、観察結果をまとめます。認知科学者のダグラス・ホフスタッターが書いているように、類推は私たちが見るものと知っていること（背景知識）との優れた架け橋となり、私たちを新しい概念と仮説の構築へと駆り立てます。構築された仮説は、演繹と帰納のような推論能力の応用を導き、やがて、観察結果と推論が意味すると私たちが考えるものの評価や批判的分析につながります。そこから、私たちは字を見た瞬間からそれまでに起こったことすべての解釈を引き出し、運がよければ、洞察が噴出するような結論に到達します。読むことの中心には詩と科学の両方があるのです。

どの科学的手法が展開されるかは、読み手の専門知識と読まれている内容でおおむね決まります。たとえば、パルマ出身の神経科学者レオナルド・フォガシによる、運動系のミラー・ニューロンに関する科学論文を読んでいるなら、概念、仮説、そして結論が過去の証拠をもとに構築されているかどうか、再現できる検証可能な評価手法が使われているか、結論と解釈が示されているデータと合致するか、評価する必要があります。その過程で、検証可能な類推、推論、そして分析のプロセス一式を用い、フォガシ教授からたくさんのことを学んで、それが将来の背景知識に加わります。

類推と推論

一方、もしウォレス・スティーヴンスによる詩か、現代哲学者のマーク・グライフによる『すべてに抗して』のエッセイを読んでいるなら、科学論文を読んでいるときとは異なる形の推論と、もっと微妙な範囲の感情を用いるでしょう。読むものに重層的な意味を見いだすつもりなら、読むときに、少なくとも深い読みをするときに、類推と推論をとくにうまく使う必要があります。人が日常生活で何をなぜやるのかに関する、グライフの哲学的な掘り下げを始めたとき、私は自分がなぜ運動するのかについて、明白な理由とそれほど明白でない理由とに向き合いました。グライフが観察するフィットネスジムでは一分も過ごしたくありません。アマゾネスやプロメテウスのようになりたい人のうなり声やうめき声、あるいは華々しさのせいで、誰もが彼らのしていることに難色を示すかもしれません。しかし私は運動をそのように考えていません。それこそが、グライフがみごとに破壊的に主張したポイントです。最も基本的な活動と動機をじっくり見直すことで、自分の「一回の自堕落で貴重な人生」をどうするかについて考えさせるのです。

見たところ何にでも抗うグライフの熱弁は、彼が調べている複雑さを増す世界の表面下にひそむものを、類推的思考と推論のおかげで理解できることの絶好の例です。知っていることが多ければ多いほど、多くの類推を引き出すことができ、その類推を用いて過去の思い込みを推論し、演繹し、分析し、評価できるのです——そのすべてが、増えていく内面の知識プラットフォームを強化し、精緻なものにします。逆もまた真であり、現在と未来の社会にとっては厳しい意味合いがあります。知っていることが少なければ少ないほど、そのような類推を引き出し、推理力と分析力を高め、一般知識を広げて応用する可能性が低くなります。

シャーロック・ホームズは、注意深い観察、背景知識、そして類推が、人々をつねに驚かせる推理につながる好例を示しています。人々がアーサー・コナン・ドイル卿の名探偵にいつまでも魅了される理由は、ホームズがきわめて平凡な情報源から鋭い推論を引き出す、みごとなやり方にあります。ズボンの右脚についた二本の短い（長くない）茶色の犬の毛と、左手の癒えていない小さな一連のひっかき傷。下襟の下に残る水分の跡。午後四時のケンブリッジからロンドンまでの片道切符の半券。よし！　湿った切符の半券の角が胸ポケットからのぞいている、服装の乱れた教授が第一容疑者です。彼は三回うそをつきました。最初は、雨降りのケンブリッジ駅の近くにいたかどうか。第二に、殺人の起こった四時にどこにいたかについて。第三に、不運な女性被害者と、同じくらい不運な彼女の茶色い短毛のジャックラッセルテリア（ひっきりなしに大きく吠えることがある種で、おそらくそれが原因で悲しい死を遂げた）を最近見たかどうかについて。

ホームズの手法は、大西洋をはさんだ両岸で、次々と発表されたミステリーシリーズの基本であり、私たち自身の推理能力を反映しています。ただし、彼のそれはフィクションであり、私たちのそれにはプラスアルファがあります。ホームズ（とくに俳優のベネディクト・カンバーバッチが演じた頭脳明晰で社交嫌いの人物）とはちがい、どちらかと言うと洞察力のあるミス・マープル（アガサ・クリスティの推理小説の主人公）のように、私たちは推理能力を共感や視点取得と組み合わせて、自分が読むものの謎を解き明かします。

私たちの脳はミス・マープルのほうを好みます。左右の前頭前皮質に広く分布したネットワークが文章の情報を分析し、次に予測を立て、それが一種の内部査読システムに入って、仮説それぞれの価値を評価します。実際、左前頭前野が観察と推理を結びつけ、そのあと自己生成的に仮説を次々つくり出すことを示唆する研究もあります。一方、右前頭前皮質は予測それぞれの価値を評価し、そのあとこの判断を最終承認のために左前頭前野に送り返します。科学的手法が実行されるのを見守るのに似ていますが、共感と心の理論のネットワークが答えに加えられます。長い目で見ると、深い読みの脳による類推、推論、そして共感関連のプロセスの混合手法のほうが、最終的にホームズの手法よりも望ましいことになります。これは演繹（一般的・普遍的な前提から個別的・特殊的な結論を導く推論）の手法です。

類推、推理、共感、そして背景知識というプロセスのつながりの着実な強化は、読字だけでなくもっと一般的な話にも言えます。読むことでこれらのプロセスを繰り返しつなげられるようになると、同じことを自分の生活に応用するのも容易になり、自分の動機と意図をほぐし分けるだけでなく、他人がなぜそう考え感じるかを、より高い洞察力と、おそらくより深い知恵をもって、理解できるようになります。これは共感の温情的側面の基本であるだけでなく、戦略的思考にも貢献します。

しかしオバマが述べたように、このような強化プロセスは、努力と実践なしには身につきませんし、使われなければ定着しません。神経学の基本原理――「使わなければダメになる」――は、深い読みプロセスに終始当てはまります。さらに重要なことに、この原理は可塑性の読字脳回路全体にも言えます。複雑な類推と推論のスキルを磨くよう継続的に努力する場合にのみ、その根底にある神経ネットワークが、情報の受動的消費者ではなく、知識の思慮深い批判的分析者となる能力を維持してくれるのです。

批判的分析

このようなことを言うと、必然的に、深い読み回路で批判的分析が担う重要な統合の役割の話になります。科学、教育、文学、詩、どの観点からにせよ、深い読みプロセスのなかでもとくに、批判的思考については多く書かれています。その理由は、知性の形成にきわめて重要な役目を果たすからです。それなのに批判的分析は相変わらず、助長するのと同じくらい定義するのも難しい。読字脳の立場では、批判的思考は科学的手法プロセスの総和を表します。文章の内容を背景知識、類推、演繹、帰納、そして推論と総合し、その総合体を用いて、著者の根本的な前提、解釈、そして結論を評価するのです。批判的論証を慎重に組み立てることは、本のなかであれ画面上であれ、小手先の表面的な情報の被害に次世代が遭わないように予防する最善の方法となります。

そうは言っても、即時性と容易さと効率を良しとする文化においては、批判的思考のあらゆる要素を発達させるには多大な時間と努力が必要なせいで、そのような思考は四面楚歌の存在になってきています。ほとんどの人は、自分は批判的思考を実践していると思っていますが、心の底から正直になれば、思っているほどにはそうしていないことに気づきます。あとで時間を割こうと考えても、「あとで」は無効になった意思の目に見えないくずかごなのです。

文学者のマーク・エドマンドソンは、すばらしい著書『なぜ読むのか？』であえて問いかけています。「批判的思考とは正確に何なのか？」——彼の説明によると、それには個人的意見と信念を吟味し、場合によってはその誤りを暴く力が含まれています。次に彼は問います。「あなた自身が何かを信じず、信念が修正されることを受け入れないのなら、この批判的思考の力が何の役に立つのか？　批判的思考と呼ばれるものは、通常、硬直した態度からはけっして生まれない」

エドマンドソンはここで、批判的思考に対する十分に議論されていない脅威を二つ明言しています。第一の脅威が生まれるのは、この世界を理解するための強力な枠組み（たとえば政治観や宗教観）があまりに変化を受けつけず、あまりにかたくなに踏襲されるので、異なるタイプの考えが、たとえ証拠や倫理にもとづいていても、見えにくくなってしまうときです。

第二の脅威は、現代の多くの若者に成熟した個人的信念体系がまったくないことです。彼らは過去の思想体系（たとえばフロイト、ダーウィン、またはチョムスキーなどの貢献）について十分に知らないか、またはそういう体系をよく調べて、そこから学ぶ忍耐力がないか、どちらかです。その結果、より深い理解に必要な種類の批判的思考を身につける能力が抑えられるおそれがあります。知性による指針がないことと、疑念を許さない考え方への固執は、私たちすべての批判的思考に対する脅威です。

批判的思考がたまたま生じることは決してありません。何年も前、私は家族とともにイスラエル人哲学者のモッシェ・ハルバータルに連れられて、メアシェアリームの学校を見学しました。そこはエルサレムのなかでも正統派ユダヤ教徒が多い地域で、ふつうは行こうと誘われるような場所ではありません。ハルバータルの倫理と道徳に関する研究には、彼が作成に協力したイスラエル軍の倫理規定をはじめ、現代世界が直面している最も難しい政治や宗教の問題に対する、きわめて思慮深く、ときに物議を醸す彼のアプローチが浸透しています。その学校の窓からなかをのぞくと、少年たちが体をゆすったり、祈ったり、歌を歌ったり、トーラー（律法）のたった一行の文のありえる解釈について、互いにあれこれ議論したりしているのが見えました。どの解釈も当然とは考えられていません。むしろ、そのようなたいていほんの数行の文について、これまでの注釈すべてが持ち出されます。その若い読み手たちは、過去の知識――この場合、何世紀にもわたってやり取りされた考え――に対する理解を、自分自身の出発点として用いることを期待されていたのです。

このかたちの知的分析に似たものが最も深いかたちの読みでも起こり、そうなると、文章のさまざまなありえる解釈が行ったり来たりして、背景知識を共感と、推論を批判的分析と統合します。したがって、最も深いかたちの批判的分析は、懸命に探求された過去の思考と感情の最適な統合を意味し、それはまったく新しい理解への唯一最高の準備になります。言葉がみずからを超える概念を明らかにできるというすばらしい点で、そのような批判的思考モードは、新しい思考への普遍的な架け橋です。

深い読みの生成プロセス

洞察とは、脳に蓄積された膨大な未知の知識を一瞬垣間見ることである。大脳皮質はその秘密のひとつを共有している。

――ジョナ・レーラー

ついに読む行為の最後まで来ました。洞察は、ここまで読んできたものに対して行なってきた、さまざまな形態の探究の集大成です。文章から情報を取り込み、最高の思考と感情とを結びつけ、批判的結論を得て、そして未知の認知空間へと飛び込んで、場合によってはまったく新しい思考をおぼろげに見るのです。哲学者のマイケル・パトリック・リンチが述べているように、「気づきは不意に来る。……洞察は……扉の開放であり、ハイデッガーが言ったように『開示する』ことである。人は扉を開けることによって作用し、その向こうにあるものを見ることによって作用される。理解は開示の一形態なのだ」

深い洞察を経験するときに起こることのはかなさが、かえってその印象を忘れられないものにします。ここで少し立ち止まって、この最後の節を読むときの、あなたの最も重要な洞察をじっくり考えてみましょう。あなたの記憶を呼び起こすために、私の読書生活の異なるステージから例を三つ、二つはフィクションから、ひとつは科学から挙げましょう。最初の例は再びリルケからですが、『手紙』ではなく『神さまの話』（新潮文庫）に収められた、とても意外な物語です。私はその優しい物語を二〇歳のときに読んでから、そこで経験したデリケートな洞察を忘れたことはありません。ある物語で子どもたちのグループが、自分たちが神だと本気で信じているものを順番に持ち歩いて守っていました。最年少の子どもが「それ」をなくしてしまうまで、ということですが。昼が夜になり、ほかの子どもたちは去り、最年少の子どもだけが残って、必死に探しても見つかりません。彼女は通りかかる人全員に、神さまを見つけるのを手伝ってもらえないかと頼みますが、誰も相手にしません。とうとう、すべての望みが消えたと思われたとき、見知らぬ人が突然現れます。男は彼女のほうにかがんで、どこで神さまを見つけられるかは知らないが、小さな指ぬきが地面に落ちているのを見つけたよ、と言います。

その子が「神さま」を無事に取りもどして手に握ったとき、私は純粋な喜びでゾクゾクしたのをいまだに覚えています。リルケがどんな優しい気持ちで、子どもたちが信じているものについての考えをまとめ上げたか、私にはわかりました。それに、私たち人間は実に多種多様なやり方で神に「しがみつこう」としますが、このちっぽけな指ぬきが、そのやり方に新たな形を与えたということもわかりました。さらに、シェイクスピアが『ハムレット』でポローニアスに言わせたように、私たちが遠回りによってどれだけ多くの洞察にたどり着くかにも気づきました。遠回りのほうがゆっくり、おそらく着実に、最も快い「なるほど」に私たちを導くのです。

もっと最近では、マリリン・ロビンソンの『ギレアド』（新教出版社）が、私に洞察を与えてくれる本となっており、その洞察は毎年、自分が変わるとともに変化しています。何も起こらないように思える場所と時代に設定されたこの穏やかな物語で、ジョン・エイムズ牧師が一連の手紙と思い出を幼い息子にあてて綴ろうとします。それは控えめな牧師が死去したずっとあとに、古い世代の人々の知恵を守って伝えることになります。神への信仰、来世、寛容、徳、そして私たちがそもそも存在するという奇跡にまつわる、とても難しくて解決できない疑問のいくつかを、これほど巧みに描くフィクション作品はめったにありません。自分が生涯をかけて考えてきたことで、幼い息子を支えようとする愛情深い男の努力に触れて、私たちは深い読みプロセス中の洞察の最も愛情深い役割に目が向きます。それはすなわち、自分の最良の考えをあとに続く者たちに残すことです。

洞察と創造的思考に関する私のお気に入りの引用元が、第三の例である『心理学会報』に掲載された神経科学者のアルノ・ディートリッヒとリアム・カンソによる論文です。これは洞察と創造的思考について、脳画像研究からわかっていることを検証したものです。論文審査のある刊行物で科学者が憤りを露わにするにいたったかのように、彼らはこう結論づけています。「創造性はあらゆるところにあると言っていい」。彼らはEEG、ERP、その他の神経画像研究を詳しく調べているにもかかわらず、最高に創造的な思考がほとばしるときに何が起こるのか、きちんとしたマップを見つけられなかったのです。むしろ、脳の複数の領域が活性化するようで、とくに（共感、類推、分析、およびその結合を含む、さまざまなほかの深い読みプロセスでも出てきた）前頭前皮質と前帯状回です。そのような結論は腹立たしいというよりむしろ、数知れないプロセスのおそらく完璧な説明です。そのプロセスは、私たち個々の読み手がひとつの新しい考えを生み出し、それをウェンデル・ベリーが愛情をこめて、思考の機会であり制限であると言った「文」のなかで表すときに、収束するのです。

私たち人間が目の前の文を読む最後の瞬間に入るときには、事実があり、謎があります。文学者のフィリップ・デイヴィスによる「経験を熟考するための停泊地」という美しいメタファーか、神経科学者のスタニラス・ドゥアンヌによる「ニューロン空間」という心理学的な用語か、小説家のギッシュ・ジェンがたくさん部屋のある読み手の「内面性」と呼ぶものか、どの表現を使うにせよ、読み手の心のなかに両腕を広げられる空間が開けて、認知と感情のプロセスすべてが純粋な注意と熟考の材料になる決定的瞬間が、読む行為にはあります。この一瞬は、認知や生理作用にとって、動きも変化もない時間ではありません。きわめて活動的な瞬間であり、私たちを文章からのさらに深い洞察へ、さらにはその向こうへと導く可能性があり、そのとき私たちは、心理学者ウィリアム・ジェイムズが考え、フィリップ・デイヴィスが「あの見えない生成の場所……」、その言葉の裏側に、内部に、そしてあいだにある、見えない心の存在」と表現したものを求めて、知覚、感情、思考のふるいを通って落ちていくのです。彼らの考えを修正するのは半ば不謹慎に感じますが、私は「言葉の裏側を、内部を、そしてあいだを読む、見えない心の存在」を加えたいと思います。

小説家、哲学者、そして神経科学者は、この最後の生成の瞬間について、異なる観点を示しています。どんなに私たちがエマソンの言う言語と思考の「採石場」を概念化しても、本書の読者はだれしも、そこで見つかるものを知っています。見つかるのは無数の思考であり、それがときどき、これまで考えたことすべての境界の外にあるものを、ちらっと明るく見せることで、私たちの意識を照らします。そういう瞬間に深い読みは、私たちの生活範囲の外を旅するための最高の乗り物を提供します。

読字脳回路の形成は、人類の知性の歴史上類のない、遺伝子を超越した功績です。この回路のなかで、深い読みが私たちの知覚するもの、感じるもの、知るものを大きく変化させ、そうするうちに回路そのものを変え、情報を与え、磨き上げます。キャサリン・ストゥッドリーによる読字脳の最後の図（図４）は、読字回路がどれだけみごとに精緻なものになったかを示しています。しかし次の手紙で説明するように、読字脳の可塑性の意味するところにより、デジタル環境におけるその将来バージョンはきわめて重大な問題に――そしてかなり不確実なものに――なります。

心をこめて、著者より

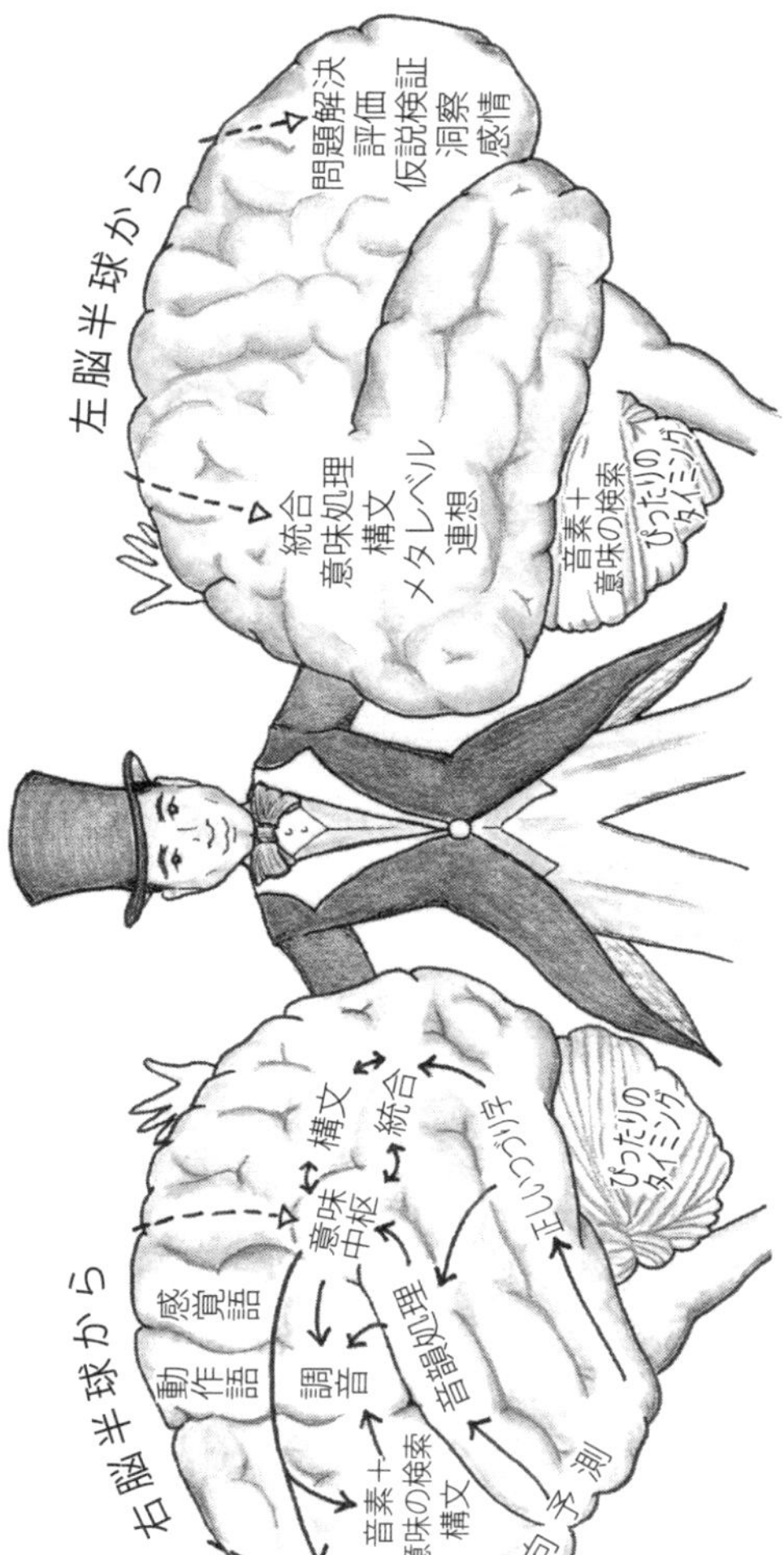
左脳半球から
問題解決
評価
仮説検証
洞察
感情
統合
意味処理
構文
メタレベル
連想
音素＋
意味の検索
ぴったりの
タイミング
右脳半球から
感覚語
動作語
調音
意味
中枢
構文
統合
音韻処理
正しいつづり字
ぴったりの
タイミング
音素＋
意味の検索
構文
推論
分析
洞察
順向
予測

図4

第四の手紙

これまでの読み手はどうなるか

周囲のありふれたもののなかに
彼が伝えられる不揃いの真実がある
——それは静かな目が収穫したもの
——ウィリアム・ワーズワース

人生をささげるものとして、言葉の道、言葉を知って愛する道は、物事の本質につながる道であり、知ることの本質につながる道でもある。……愛することは知ること、知ることは愛すること、それに必要なのは静かな目である。

——ジョン・S・ダン

親愛なる読者へ

ウィリアム・ワーズワースは「詩人の墓碑銘」の最後に、詩人が世界にもたらす遺産を「静かな目が収穫したもの」と表現しています。芸術家のシルヴィア・ジャドソンは「静かな目」を、見る人が芸術に向けてほしいものを表現するのに使いました。神学者のジョン・S・ダンは「静かな目」を、人間が愛を知で満たすために必要なものを表現するのに使いました。現代のゴルファーはこの言葉を、集中力を高める手法として使います。プロゴルファーは自分のスウィングの裏にひそむ詩に気づいているでしょうか。

私は「静かな目」を、二一世紀の読み手に対する懸念と希望の両方を明確にするために使います――彼らの目はますます落ち着きがなくなり、その心は蜜に駆り立てられるハチドリのように次から次へと刺激を求め、その「注意の質」はいつのまにか悪化しつつあり、誰も予測できなかった結果をもたらしています。前の二通の手紙で、私たちは注意を集中させると、さまざまなプロセスを経て、人生を豊かにする幾層もの意味、形、感情すべてにたどり着けるように、単語、文、節をしっかりとらえられることを確認しました。しかし、哲学者のヨゼフ・ピーパーが書いているように、目の前の情報があまりに多いせいで、私たちの知覚能力が実際に低下していたら、どうなるのでしょう？　ジュディス・シュレヴィッツが『安息日の世界——異なる時間順を垣間見る』で提唱しているとおり、そして「説得力のある設計《デザイン》」の原理の技術専門家が熟知しているとおり、日常生活の多くを占める強烈な感覚刺激に対して中毒のようになったら、どうなるのでしょう？　この手紙では、いまあるどんな対策もはるかに超えた、二つの重要な疑問と向き合います。私たちは社会として、深い読みを構成し維持する根本的な人間的能力に時間をかけるために必要な、注意の質を失い始めているのでしょうか？　もしそうなら、何ができるのでしょう？

この疑問に取り組むにはまず、私たちの進化による脳の配線と現代文化のあいだの根源的な葛藤を理解することです。有力な『フランクフルター・アルゲマイネ・ツァイツング』紙の編集長を務めた、いまは亡きフランク・シルマッハーによると、葛藤の原点は、人類があらゆる新しい刺激にすぐさま気づかなくてはならないことにあります。これを「新奇性バイアス」と呼ぶ人もいます。環境に対する過剰警戒には、重要な生存価があります。この反射行動が先史時代の多くの祖先を、ほとんど見えない危険なトラの痕跡や、毒ヘビが藪《やぶ》のなかでカサカサ立てる音でわかる脅威から、救ったことはまちがいありません。

問題は、シルマッハーが述べているように、現代の環境が私たちに新しい感覚刺激をたえず浴びせることです。私たちはほぼ一日中、さまざまなデジタル機器に注意を向けており、そのせいでたびたび夜が短くなります。タイム社が最近行なった二〇代のメディア習慣の研究によると、現代の若年成人は平均で一時間に二七回、メディアソースを切り替えています。平均で一日に一五〇回から一九〇回、携帯電話をチェックします。社会として私たちはたえず環境に気を取られ、ヒトとしての脳の配線そのものが、これを手助けしています。私たちはあまりに多くを見聞きし、それに慣れ、さらに多くを求めるので、見たり聞いたりするときの注意の質はいつも同じではありません。

注意過多は、この状況の避けられない副産物のひとつです。文学評論家のキャサリン・ヘイルズは注意過多を、めまぐるしいタスクの切り替え、強度の刺激、そして退屈と感じるレベルの低さによって引き起こされる（そして次にさらに刺激を求める）現象と見ています。一九九八年に早くも、当時マイクロソフトのバーチャルワールドグループに属していたリンダ・ストーンが、子どもたちが自分のデジタル機器や周囲の環境に注意を払うやり方をとらえるのに、「恒常的注意力分散」という言葉を考え出しました。それ以降、そのような機器は低年齢層向けを含めて、数も普及率も増加しています。今度、列車や飛行機で旅をするとき、周囲をさっと見渡せば、この情報を裏づける十分なデータを得られるでしょう。iPadは新手のおしゃぶりなのです。

どんな年齢にも、目に見えない代償があります。算出方法はここでは割愛しますが、デジタル刺激がひっきりなしに続けば続くほど、ごく幼い子どもでさえ、機器を取り上げられたときに退屈と倦怠感を訴えます。さらに、機器が使われれば使われるほど、家族全員が、娯楽や情報や気晴らしのデジタルソースに長時間アクセスせずにはいられなくなります。注意過多、恒常的注意力分散、そして精神科医のエドワード・ハロウェルが環境に誘発される注意力「不足」と呼ぶものは、私たち全員に関係します。ひとつのデジタル機器のアラームで目を覚ます瞬間から、一日中、一五分以下の間隔で注意を切り替えて、いくつもほかの機器をチェックし、眠る前の最後の瞬間、翌日の準備のために「律儀に」最後のメールチェックをするまで、私たちは注意散漫の世界に生きているのです。

静かな目を育てる時間もきっかけもなく、その収穫を記憶するなどもってのほかです。私たちは職場でも家庭でも、スクリーンの陰で、次から次へと別のタスクや刺激の源に注意を切り替えるために、一日のこま切れの時間を縫い合わせてきました。私たちは変わらざるをえないのです。

そして変わっています——あなたが気づき始めているように。この一〇年、私たちがどれだけ読むか、どう読むか、何を読むか、なぜ読むかが変わっており、これらすべてのあいだをつないでいるのが「デジタル・チェーン」です、それによって課される過度の負担を、私たちはまだ検討し始めたばかりです。

読みのすべてをつなぐデジタル・チェーン

どれだけ読むか

どれだけ読むかの話は現在進行中です。少し前、カリフォルニア大学サンディエゴ校の世界情報産業センターが、私たちが日々利用する情報の量を調べる大がかりな研究を行ないました。平均的な人は、さまざまな機器を合わせて約三四ギガバイトを使います。基本的に、これは一日におよそ一〇万語に相当します。この研究論文の共同執筆者ロバート・ボーンはインタビューでコメントを求められ、こう言ったと伝えられています。「明確なことがひとつあると思う。私たちの注意はどんどん短い間隔に切り刻まれており、それはおそらく物事を深く考えるには良くないことだ」

この種の研究に注がれている多大な努力は評価できますし、その執筆者はおおいに称賛に値します。とはいえ、「おそらく物事を深く考えるには良くない」は、腹立たしいほど控えめすぎます。深い読みも深い考えも、私たちがみな経験している「こま切れ」時間や、一日に三四ギガバイトの何かでは、強化することはできません。たしかに、私たちの読む量は減っているのではなく増えているという事実に安心する、ジェイムズ・ウッズのような思慮深い読み手

（と書き手）は大勢います。なにしろ一〇年ほど前、全米芸術基金（ＮＥＡ）からの報告書が、おそらくデジタル読書の影響のせいか、多くの人々の読書量がちょっと前より減っているという、もっともな懸念を示しました。ところが数年後、高名な詩人で当時ＮＥＡを率いていたダナ・ジョイア主導の別の報告書が、傾向は逆転しており、おそらく同じデジタルにもとづく要因によって弾みがついて、社会として私たちはかつてないほど読む量が増えていることを示したのです。

読み書きベースの文化からデジタルに影響される文化に移行した、この十数年間の私たちの読む習慣には惑わされがちです。ＮＥＡによる報告書か、もっと最近の更新されたものか、どちらを根拠にするにせよ、現時点での現実として周囲に情報があふれすぎているため、平均的なアメリカ人はたいていの小説一編と同じ量の単語を毎日読んでいます。しかし残念ながらこの種の読みは、連続で、または根気よく、あるいは集中して行なわれるものではありません。むしろ、ほとんどの人が使用する平均三四ギガバイトは、単発で次々起こる活動を示していま す。小説は特別な種類の根気強い読みを必要とし、それをした人に報いるものですが、毎日吸収しなければならない気がする言葉の集中砲火が増え続けるせいで、その小説が「わきに追いやられる」ことを、ジェーン・スマイリーのようなアメリカ人小説家が心配するのも無理はありません。一九三〇年代に執筆していたドイツの哲学者ヴァルター・ベンヤミンが、このような新しい情報への執着のもっと普遍的な側面を要約していますが、それは現在にも少なくとも同じくらい当てはまります。ベンヤミンによると、私たちは執拗に「一瞬で新しくなくなる情報」から成る「現在を追いかける」のです。

読字研究者の観点から、あるいは意外にも前アメリカ大統領の観点からすると、ベンヤミンが述べているような「情報」は、知識には相当しません。ジャーナリストで作家のデヴィッド・ユーリンが引用している、バラク・オバマがハンプトン大学の学生に対して行なったスピーチでは、現代の多くの若者にとって情報が「力を得るためのツールでもなければ解放のための手段でもなく、気分転換や気晴らし、一種の娯楽」になっていることが懸念されています。オバマの懸念は、ますます多くの学者仲間が共有しているものです。文学の教授であるマーク・エドマンドソンは、学生たちが情報を楽しみの一形態と一般にとらえることの影響について、詳細に書いています。

気晴らしの海で泳いでいる学生たちは、自分が評価したものすべてに疑問を投げかけ、新しい生き方を考えるチャンスを封印されている。……彼らにとって教育とは、知って横柄に傍観することであり、人がどう生きるべきかについてのソクラテス式問答ではない。

批判的思考もプルーストの言う「孤独のただなかにあってのコミュニケーション」も、なくなってしまったことを裏づけるメッセージです。コミュニケーションを実らせるには、著者の声が聞こえるくらい、読み手の静かな目が落ち着いていなくてはなりません。そのような内面の対話には、読み手の時間と意欲の両方が必要です。エドマンドソンは、そのような努力をしようという意欲が、若者たちのあいだで減退していることを心配しています。ほかの選択肢が、自分の認知能力のほんの表面だけを使って受け身で楽しむことだとしたら、なおさら心配です。

エドマンドソンの懸念は、読字回路についての学識が警告することと合致します。情報がつねに表面レベルの気晴らしとして知覚されるなら、表面にとどまって、本物の思考を深めるのではなく妨げるおそれがあります。思い出してください。ナタリー・フィリップスらの脳画像研究で、文学科生の脳は、深くていねいな読みのときより気楽な読みのときのほうが、あまり活性化しませんでした。軽く読めるものは、ユーリンの言うようにいかに巧妙に「事情通の連中」になりすましていても、もうひとつの楽しい気晴らしなのです。ジャーナリストとしてのユーリンの視点から、国の若者の庇護者としての大統領の視点から、若者の教師としてのエドマンドソンの視点から、いずれの視点からにせよ、社会が最も望まないのは、ソクラテスがもともと不安に思っていたこと、すなわち、多難な真実の探求を実践しないうちから、真実を知っていると思う若者の錯覚です。

本書の読者であるみなさんはお気づきのとおり、このような懸念はもはや現代の若者たちだけに向けられるものではありません。私たちだれもが消費する膨大な情報量には、本質的に革新的な問題が次から次へとかかわってきます。さまざまな機器が送り出す何十ギガバイトもの情報による認知的過負荷を、私たちはどうするのでしょう？　まず、簡略化します。次に、できる限りすばやく処理します。正確には、短時間で一気にたくさん読みます。そして、優先順位を決めます。知る必要性と、時間を節約する必要性とを、こっそり両てんびんにかけるのです。私たちは自分で考えたいと思わなくなった情報を、最も速く、最も簡単に、最も消化しやすい形で抽出してくれる情報コンセントから、外部調達することがあります。

そして、ある言語から別の言語への翻訳でよくあるように、なくなってしまうものがあります――自身の個人的な分析力を利用する頻度は減り、文化において複雑な考えが支配的通貨ではなくなるのです。理由はともかく、人間の生活に固有の複雑性から後退すると、人はたいてい、縮小していく既知の範囲に当てはまるものに頼ってしまいます。その土台をゆすったり検証したりせず、過去の考えの境界から外を見ることもありません。憶測は以前のままで、表に出ていない偏見も襲いかかろうと構えています。現代人は刺激が多すぎる生活のなかでファウスト的取引〔得るものはすばらしくても、きわめて大きなものを失うリスクがある取引〕をしていること、そして自分が――たとえ無意識でも――何を選んでいるかに注意を払わなければ、まさに文字どおり自分が思う以上のものを失うかもしれないことを、私たちは知っておくべきです。チェーンの次の環のどう読むかはすでに変わり始めています。これはどう考えるかに多くの影響をおよぼします。

どう読むか

道徳的な人間であることは、ある種の注意を払うこと、払う義務を負うことです。……道徳的判断の本質は、注意を払う能力で決まります――その能力には必然的に限界がありますが、限界を広げることはできるのです。

――スーザン・ソンタグ

私たちの読字がどう変化しているかの話は終わっていません。ヨーロッパのチミン・リュウ、ナオミ・バロン、アンドリュー・パイパー、デヴィッド・ユーリン、およびアン・マンゲンからなる、分野も国も異なる学者グループは、現在私たちが慣れているような画面上の読字が、人々の読字の本質そのものをどう変えているのか、という問題に取り組んでいます。情報科学と読字の研究者であるリュウの見解に異議を唱える人はほとんどいないでしょう。「斜め読み」はデジタル読字の新たな標準です。リュウや大勢の目の動きの研究者が、デジタル読字ではしばしば目がF字やジグザグに動くことを示しています。文脈をとらえるために文章全体ですばやくキーワードを拾い（たいていは画面の左側にあります）、最後の結論に突進し、それが正当な場合のみ、本文にもどって裏づけになる細部を選び出すのです。

そのような斜め読みスタイルの影響に関するとりわけ重要な疑問は、ハイレベルの読解プロセスの使用と維持を変えるかどうか、ということです。これに関する研究のナオミ・バロンによる優れたメタ解析は、読解全体について複雑な状況を示しています。とくに説得力のある研究として、筋書きの細部の順序や議論の論理構成に対する、読み手の理解の変化に関するものが挙げられます。ノルウェーの研究者アン・マンゲンが、同僚のエイドリアン・ファン・デル・ウィール、ジャン＝リュック・ヴェレー、ジェラルド・オリヴィエ、パスカル・ロビネットと行なった研究プログラムでは、印刷で読むか、画面で読むかによる、認知および感情の差異を調べたのです。マンゲンらは学生被験者に、短編小説を読んで、それについての質問に答えるよう指示しました。物語の筋書きは、学生みんなに訴えかけそうなものです（つまり、欲望うずまくフランスのラブストーリー！）。『ジェニー、わが愛』を、学生の半分はキンドルで読み、あとの半分はペーパーバックの本で読みました。

その結果、本媒体で読んだ学生のほうが画面で読んだ仲間より、筋を時系列順に正しく再現できることがわかりました。言い換えれば、フィクションで見落とされがちな細部の順序づけが、デジタル画面を読む学生にはわからなくなるようだったのです。O・ヘンリーの小説を、細部に――妻が夫の懐中時計の鎖を買うために自分の髪を切って売る一方で、夫は妻の美しい髪に差す櫛をプレゼントするために大切な懐中時計を売るというような――注意せずに読んだらどうなるか考えてください。マンゲンおよび拡大しつつある研究者グループの仮説によると、彼女らの発見は、画面で読むことが斜め読み、読み飛ばし、拾い読みを促す傾向と、何がどこにあるか教えてくれる本の具体的な空間次元が画面には本質的にないこと、両方と関係しているのです。

このことが学生の理解力にどう影響するかについて、答えはまだ出ていません。最近では、少なくとも文章が比較的短いときには、学生の全般的理解に媒体による重大な差異が見つからなかった研究もあれば、時間を考慮に入れると、印刷で読むほうが有利な具体的差異を示す研究も、とくにイスラエルの研究者によるものがあります。リュウは、これまでの研究結果の相違は文章の長さで説明がつくのかどうか、そして長い文章のほうが成績にばらつきが出るのかどうか、問題を提起しています。

現時点で言えるのは、マンゲン主導の研究では、画面上で読むと、細部の情報と記憶の順序づけが悪化していることです。アンドリュー・パイパーとデヴィッド・ユーリンは、順序づけ能力は重要だと論じています――たとえデジタル機器ではそれほどでなくても、現実世界と印刷されたページでは。生活と同じように読書においても、人間には「経路の感覚」、すなわち自分が時間と空間のどこにいるかを知ることが必要だ、とパイパーは主張します。その感覚があれば、必要なときに何度も繰り返しもどって、そこから学ぶことができます。それはパイパーが回帰の技術と呼ぶものです。

　ハーバード大学の物理学者ジョン・フートは、示唆に富むエッセイ「世界で道に迷う」のなかで、まったく異なる視点から、自分が時間と空間のどこにいるかを知ることのもっと普遍的な重要性と、その知識の細部を大きな全体像と結びつけられないとどうなるかについて書いています。「悲しいことに、私たちはしばしば知識を、より大きな概念的枠組みに居場所がない断片に細分化してしまう。そうなると、意味は知識の番人に委ねられるので、私的な価値を失う」

　ここで疑問が生じます。デジタル媒体におけるそのような物理的認識の減退――画面上のどこにいてもどこにもいないという感覚――は、読み手が読むものの細部をどう理解するかに悪影響を与えるのでしょうか？　そしてもっと深いレベルで、読むという行為が連れていってくれるあの触《さわ》れそうな場所に、読み手はどうやってたどり着くのでしょうか？　文芸評論家のマイケル・ディルダはこの物理的次元を生かして、読書体験のもっとはるかに深いところへと、私たちの考えを導きます。彼は画面上で本を読むことを消毒済みのホテルの部屋に滞在することになぞらえたあと、痛烈にこう述べています。「本はわが家だ――あなたが愛し、大切にできる、現実の実体なのだ」。本の物理的現実性があるからこそ、私たちはその空間に入りこんで、苦労して得た考えと幾層もの感情とともに、そこに住みつき、わが家に帰ってきたと感じることができるのです。

この意味で、物性は心理的にも触覚的にも触れられるものを提供します。パイパーとマンゲンと文学研究者のカリン・リッタウはこの考えを広げて、私たちが文章全体のなかでどう言葉にアプローチして理解するかに、触覚が果たす思いがけない役割を強調しています。パイパーの意見によると、印刷物を読むときの感覚次元は、情報に重要な冗長性を与えます――それは言葉にとっての一種の「幾何学」であり、読むものの理解全体に貢献します。第二の手紙と、言葉の処理に貢献するあらゆることを思い返せば、パイパーの意見は生理学的に筋が通っています。言葉について知れば知るほど、私たちの脳は活性化し、より多くのレベルの意味が得られます。パイパーによれば、触覚が別の次元を加えるのは、私たちが印刷された言葉を読むときに活性化されるものであり、それは画面上では消えてしまうかもしれません。

心理学研究には構えと呼ばれる非常に古い概念があります。多くの現代人の読み方が、どんな媒体であろうと、連続的でなく、順序立ってもおらず、ニュアンスをとらえてもいないことの説明に役立つ概念です。情報処理の速さを特徴とする画面上で何時間も読むと、私たちは無意識のうちに、そのデジタルベースの時間の大半で実践する読み方にもとづいて読む構えをするようになります。そしてもしそのような時間のほとんどに、気を散らすものがいっぱいで、順序立った思考があまり重要ではなく働かないインターネットでの読字がかかわるなら、人は画面を消して本や新聞を手に取っているときでさえ、そのように読むようになります。

これまでの手紙で強調されている神経可塑性の概念に関連して、この「にじみ」効果には長引きそうな悩ましい面があります。私たちがデジタルで読めば読むほど、根本的な回路はその媒体の特徴を反映するようになります。ニコラス・カーは『ネット・バカ――インターネットがわたしたちの脳にしていること』(青土社)で、デジタル文化においては、コンピューターが私たちのようになるかどうかより、私たちがコンピューターのようになるかどうかについて心配するべきだという、映画監督のスタンリー・キューブリックが提起した懸念を思い出させています。読字の研究は、そのような懸念の妥当性を裏づけます。私たちの読字脳回路は多くのプロセスの総和であり、そのほとんどが環境から課される要求によって、継続的に形成されます――またはされません。

たとえば、注意の質の顕著な変化は、記憶――とくに作業記憶と呼ばれる短期記憶――の潜在的変化と、本質的に関連しています。読字のサーカステントの下で作動する、最初のスポットライトのことを思い出してください。私たちは作業記憶を利用して、情報を短期間保持することで、それに注意を払い、認知機能のために操れるようにします。たとえば、算数の問題のために数字を、言葉を解釈するあいだ文字を、文を読むあいだ言葉を、「頭のなかに」保持するのです。心理学者のジョージ・ミラーが作業記憶の「七プラスマイナス二のルール」と呼んだ、長年ほぼ誰もが支持していた原理があります。「七プラスマイナス二のルール」は、ミラーによると、ほとんどの電話番号が七桁と市外局番である理由、つまり、記憶のなかでひとつの単位として思い出せるものです。のちの回想録のなかでミラーは、七という数字は厳密なものというより、象徴的なものだと書いています。実際、作業記憶の最近の研究は、私たちがまちがわずに覚えておける数字の桁数は、「四プラスマイナス一」だろうと示唆しています。

最近まで私は、人の作業記憶に関する新しい数字を考えると、ミラーの象徴的な七という数字は、単に説明が不正確だったのだと思い込んでいましたが、この思い込みに疑問を感じ始めました。ナオミ・バロンは、『五分記憶』はイギリス人にとって一六億ポンドの損失」とかなり大げさなタイトルのロイズTSB保険に委託された報告書を引用しています。その報告書で、成人の注意が続く平均的な長さは五分間あまりと判定されています。この五分間はどうということないように思えるかもしれませんが、注目すべきは、この時間は一〇年前と比べて半分になっていることです。

重要なのは、その報告書のテーマは作業記憶というより注意力であるとはいえ、これらのつながりが十分に研究されていることです。英雄の迷宮脱出を助けたアリアドネの糸のようなものが、前述のデジタル媒体で読むときの物語の記憶に関する問題を、注意力の持続時間や記憶力の変化と結びつけるでしょう。思い出してください。ソクラテスは、備忘録と称賛される書記言語は、実際には「忘れるための処方箋」だと断じています。ソクラテスに言わせれば、もし人間が知識を保持するのに書かれた形の言語に頼るようになったら、すばらしく発達した記憶力を以前ほど使わなくなるのです。いま同じように文字文化からデジタル文化へ移行するなかで、さまざまな形の記憶が新しい「処方箋」でも変化するかどうか、私たちは考えなくてはなりません。

私たちの文化が出す処方箋は、忘れるためというより、そもそもこれまでと同じように記憶しないためのものです。その理由は、第一に私たちは作業記憶が最適に機能できないくらい、あちらこちらに注意を分散させているから、第二にデジタル世界にあっては、過去と同じように記憶する必要がないと考えているからです。ソクラテスの心配を最新バージョンにすると、私たちは外部記憶にますます依存するようになり、さまざまな情報源から注意分散の砲撃も受けているために、それが積み重なって作業記憶の質と容量が変化し、最終的に長期記憶の固定も変容しているのです。そして実際、多くの成人の平均的記憶力は、この一〇年で五〇パーセント以上低下していることを示す暗い推定値もあります。私たちは慎重に時間をかけて、そのような研究を繰り返す必要があるでしょう。しかしチェーンはそこで終わりません。

何を読むか

読むことに関係するものはすべてつながっています。読み手、書き手、出版者、本――言い換えれば、読むことの現在と未来です。どう読んでいるかという行動変化の結果は、やがて何を読むか、それがどう書かれるかに、影響せざるをえません。これらの変化が、単語のなかの幾層もの意味を見わけるのに十分な時間をかける個人の能力から、複雑な分析を必要とし、それに報いるような書き手による単語と文の使い方、そして書き手に対する文化の評価まで、書記言語のさまざまな面に影響をおよぼす可能性があります。イタロ・カルヴィーノはこのことについて、不変の一文を書いています。

散文の書き手にとって、成功は言語表現のうまさにあり、これは一瞬のひらめきから生まれることもあるかもしれないが、原則として、至言を辛抱強く探すことによって、どの言葉も変えられず、音と概念が最も効果的に融合し……簡潔で、濃縮された、記憶に残る文をつくり上げることが欠かせない。

キーワードを拾って斜め読みする二一世紀の読み手は、カルヴィーノの密度の高い表現の単語を半分は読み飛ばすのではないでしょうか？　あるいは、「ひらめき」、「至言」、「効果的に融合」、そして「記憶に残る」に気づいたとして、自分が要点あるいは主旨をつかんだと思うのでしょうか――書き手が苦労して得た真実のわだちも、慎重に選ばれ、意図的に配列された言葉と考えの美しさも、見逃していることに気づかずに？　カルヴィーノが生涯をささげて達成しようとした、書くときの正確さ、精緻さ、そして軽妙さが、私たちがなるかもしれない斜め読みの読み手には見えなくなる、あるいはもっと悪くすると、どうでもいいことになるかもしれません。

最近、『ノートル・ダム・マガジン』の編集長、ケリー・テンプルによる読書に関するエッセイを読みました。彼女は次のように述べています。

> 出版できないかと送られてくる原稿を読むとき、私はプリントアウトする。画面に表示されるものでなく、必ず印刷されたものを読むようにするのだ。そうすることで、確実に言葉を読み、細心の注意を払い、語られている話にきちんとかかわり、読みながらそれに寄り添うことができる。

私がそうするのは、編集長としての自分の仕事が、ページ上で語られる話の深さ、質、ニュアンス、そして内容を大切にするよう求めるからだ。さらに書き手として、散文を書き上げるために注がれる労力を知っているからでもある。書き手は細部まで注意を払われるべきだ。私は向き合うあいだ全力を注ぐことによって、じっくり考える集中力をもって、その交流に礼を尽くす。

このくだりは、書き手の意図と読み手の注意の出会いに人が望むものを例示しています。しかし残念なことに、デジタルのキーワードを拾って文章を斜め読みする、現代の読み手の読字パターン――どう読まれるか――が、文章がどう書かれるかに、直接・間接の影響をおよぼし始めています。斜め読みスタイルは、言葉が詰まった長い文章や、容易に（あるいはすばやく）理解できない複雑な考えや、必要不可欠でないとみなされる言葉には不向きであり、そのスタイルの読み手のニーズを出版者が考えざるをえないとき、文化は計り知れないダメージを受けます。そのような状況では何かが行方知れずになるのに、なくなるまで気づかれません。

少し前にデイヴィッド・ブルックスが、美しさと、それが行方不明になったという静かな感覚について、コラムを書いています。

私たちはうっかり、芸術がとても充実した内面生活を養うのにどう使えるかを示す世界観を捨ててしまった。人々に美しさと真実と善良さのつながりを思い出させるエートスを――喜びと愛情が気高さにつながりえる道を――置き去りにしてしまった。

洞察と同じように、読書にでも芸術にでも美しさを知覚するのは、深い読みを構成するのと同じさまざまな能力です。そして洞察と同じように、私たちがこれらの能力に時間を与えてはじめて、さらに見て、認識して、理解することができるほどしっかりと、神が「創りたまいし」美を知覚できるのです。マリリン・ロビンソンはエッセイ「減退」で、重要なもののなかでもとくに美しさは「強調の戦略であり、もしそれが認識されなければ文章は理解されない」と書いています。美しさは、私たちがとくに重要なものに注意を向けるのを助けます。もし私たちの美の知覚力が弱まって、アメンボのように言葉の表面を渡って上澄みをかすめるだけになってしまったら、その下にある深みを見逃すことになります。つまり、美しさに導かれて、深いところにあるものを理解して学ぶことがなくなるのです。

現在のデジタル文化に移行する前、カルヴィーノは新千年紀に向けて、これらの問題の広範におよぶ予期せぬ結果を見抜く、先見的な洞察を示していました。

今日のように高速の、しかもきわめて広範囲に伝達可能なその他のメディアが力を得て、いっさいのコミュニケーションを画一的で同質の外見のもとに平板なものに見せてしまうおそれのある時代においては、文学の機能は書記言語の固有の使命にしたがって、異なるもの同士の、まさにその差異を薄めたりすることのない、それどころか差異を強調し、差異を土台におくコミュニケーションであるということです〔『アメリカ講義――新たな千年紀のための六つのメモ』米川良夫・和田忠彦訳（岩波文庫）〕

難しい考えを言葉にすることに全生涯をささげたカルヴィーノは、複雑さそのままの言語を「平板化」しないようにという願いを残しました。言語の未来は、苦労して得た考えに人々を導く言葉を見つけようとする書き手の継続的な努力だけでなく、読まれるものに最高の思考力を活かそうと報いる読み手の継続的な努力ともつながっています。人々がさっと一歩引いて、書かれているものの美しさを感じようとしないことを、私は不安に思います。伝えるために使われる字数の制限は記憶力を弱らせるほど少ないのに、それに入りきらないとき、あるいは、グーグル検索でほとんど読まれない二〇ページ目に埋もれているとき、複雑な思考が切り捨てられるほうに近づいていることを、不安に思います。デジタル・チェーンは氾濫する情報から始まり、大勢が毎日消費するとても薄くて一目で読める量の提供につながっているので、途中で注意と記憶の質、美の知覚と真実の認識、そしてそのすべてにもとづく複雑な意思決定能力が衰えないように、社会の警戒以上のものが必要です。

言語力と思考力が衰えるとき、複雑さが薄れて何もかもがどんどん同じになるとき、社会には――宗教や政治組織の過激派からにせよ、もっと目立たない広告主からにせよ――大きなリスクが生じます。冷酷に強制されるにしろ、知らぬまに強化されるにせよ、集団、社会、あるいは言語の均質化は、異なるものすべて、つまり「他者」の排除につながるおそれがあります。人間社会における多様性の保護は、私たちの憲法に盛り込まれており、そのはるか前から遺伝的な脳多様性に具現化されています。遺伝学者や未来学者、そして最近ではトニ・モリソンの著書『他者の起源』が述べているように、多様性は人類の発展、つながっている地球上の生活の質、さらには私たちの生存力を高めているのです。

この包括的状況のなかで、私たちは豊かで広範で平板化されていない言葉の使い方を守り、存続させる努力をしなくてはなりません。人間の言語は育まれると、以前には想像もされなかった自由な思考を生み出すための、まさに完璧な手段になり、その思考が今度は、私たちの集団的知性の進歩の基礎になります。逆もまた真であり、私たち一人ひとりにとって油断ならない意味合いがあるのです。

先ごろ、このような暗くて重いと認めざるをえない考えについて、非常に明るい場面で議論しました。夏にフランス・アルプスを、イタリア人出版者のアウレリオ・マリア・モットーラ博士と歩きながら話したのです。木がまばらになり始める高所を歩いているとき、私は彼に、言語の均質化に向かう文化の傾向がもたらしそうな影響について、自分の懸念を話しました。著者の言葉選びが狭くなること、原稿が短くなっていくこと、そしてもはや人々が身につけられないような背景知識を必要とする、統語〔文が構成される仕組み〕の複雑さと比喩的な言葉の使用がいっそう制限されること。

そうなったら、指示対象の知識が共有されていない比喩と類推に満ちあふれた本や詩はどうなるのでしょう、と彼は訊いてきました。文化が共有するほのめかしのレパートリー――聖書、神話、寓話からの隠喩、記憶されている詩の一部、物語の登場人物――が減り、しだいに消えてしまったら、どうなるのでしょう？ さまざまな言語の文章を読むこの博学な出版者は、声に出して問いかけました。文化の認知スタイルが迅速で、とても視覚的で、人為的に縮められたものになり、「本の言葉」がそれに合わなくなったら、どうなるのでしょうか？ 書き方が変わり、それとともに読み手、書き手、出版者、言語そのものも変わるのでしょうか？ 私たちはそれぞれ異なる専門分野で、知的要求水準が高い形の言語からの撤退が始まり、不幸をもたらすプロクルステスの寝台〔旅人を寝台に寝かせ、その体がはみ出したら切断し、足りなかったら無理やり引き伸ばしたというギリシャ神話の盗賊の話〕のように、ひどく小さくなった画面上での読字という、いつの間にか狭まっていく基準に合わせられるのを、目撃しているのでしょうか？　私たちは美しい風景のなかで立ち止まり、自分たちの考えをこの嫌な方向から救い出そうとしました。言語の本質は、それぞれの時代を発展させ変化させることではないのでしょうか、と互いに問いかけました。書くことの歴史そのものが、私たちの時代にとって最高の自信につながるのではないでしょうか？　読字脳の可塑性は、多様な方式の読み書きを受け入れる、理想的なメカニズムを提供するのではないでしょうか？

あの夏の散歩で、黙ってしまった連れにもそっと言ったことですが、読者のみなさんにも言いましょう。私たちは手に入れたものをなくしてはいけません。私がむきになりすぎで、時代を追うごと、世代を追うごとに、時計のように規則正しく人気を失っていく古い本と詩の書棚がなくなって悲しむのは、人々のなかでもエリート層だけだ、と思う人もいるにちがいありません。しかし私の不安をあおるのは、エリート意識の真逆です。私がこの本を書き、研究を行なっていられるのは、ひとえに子どものころの私に、二部屋に八学年が入る校舎で教えるノートルダム教育修道女会のとても献身的な教師たちと私の両親が、過去の「すばらしい文学」を読む理由を熱心に教えてくれたからです。そういう本を読んではじめて私は、故郷の小さな中西部の町の炭鉱作業員や農家の人たちを置き去りにするのではなく、いまだに大切なその人たち一人ひとりのことも、イリノイ州エルドラドの外の世界のことも、まったく新たな視点から理解する心構えができました。言葉や物語や本のおかげで私は、静かな目をもてるようになったというより——たぶん若いころは得意ではありませんでした——むしろ、エミリー・ディキンソンやシャーロット・ブロンテやマーガレット・ミッチェルに初めて出会った、ウォルナット・ストリートしか見渡せない私の家、そのとても狭い視野からは想像もできなかった世界を、広く眺めることができるようになったのです。アルベルト・マングェルが同じように本で構築された自分の知識の宝庫について、次のように語っています。「新しいものを読むたびに知ったり覚えたりすることにもとづいて、すべてがネズミ算的に増えていく」

今日の子どもと若者が、自分自身のウォルナット・ストリートを離れて、インターネットを通して未知の世界を発見することに疑問の余地はありません。インターネットには世界中の人々とアイデアを結びつける驚異的な潜在力があります。しかし私としては、彼らがそうする前に、そしてそうしながらも、独自に形成される内面的な知識ベースを積極的に構築してほしいのです。そこには例の書棚の本と、ジーン・ルーアン・ヤンやマーク・ダニエレブスキーなどによる漫画やグラフィックな小説、両方から学ぶことが統合されます。若い人たちには、読んで記憶することを学んでほしいのです。なぜならそれが、どういう人間になるか、どうやって考えるかの基礎になり、彼らの未来、そして私たちの未来の形を決めるからです。

この何年かで、私は大勢の頭の良い教養のある学生に教えてきました。毎日、彼らの知性と、世界に価値ある貢献をしたいという欲求に元気づけられます。それは私が仕事をする大学の具体的な目標です。しかし現実には、プログラミング言語にすばらしく精通していても、私が「色とりどりのコート」〔ドリー・パートンの歌に出てくるパッチワークのコート〕とか「慈悲」〔シェイクスピアの『ヴェニスの商人』〕とか「選ばれなかった道」〔ロバート・フロストの詩〕に言及すると首をかしげる学生がますます増えており、しかもこれはニューイングランドでのことです。読字について心配するという自分に課した役割のなかで、私が取り組むべき問題は、現代の若者たちが知らない名前や概念を自動的に既定の情報に頼って調べる前に、手間暇かけて構築される内面のプラットフォームが、彼らのなかに十分に形成されているのかどうか、です。知識のプラットフォームとして、外のものより内のもののほうが良いと思っているわけではありません。両方欲しいのですが、外のものへの自動的な依存が優位になる前に、内のものが十分に形成されなくてはなりません。この順番で発達する場合にのみ、若者たちは自分が知らないとき、そうとわかるのだと私は確信しています。

したがって問題は、私たちがどれだけたくさんの言葉を消費するかだけではなく、デジタル文化のなかでどう読むかだけでもありません。どれだけたくさん読むかが、どう読むかに与える重大な影響であり、両方が何を読んで記憶するかに与える影響です。しかし、何を読むかでは終わらず、さらに先に続きます。なぜなら、何を読むかはチェーンの次の環、つまりどう物事が書かれるかを変えるからです。

どう書かれるか

キャロルとノーム・チョムスキー夫妻のもとで大学院課程を学んでいるあいだに、私の言語観は言葉の美しさ重視から言語構造内の言葉の研究に移行しました。この移行によって、以前の文学研究ではなかったことを痛感させられました。つまり、言語、とくに統語のさまざまなプロセスは、人の思考の複雑さを映し出していることです。ロシア人心理学者のレフ・ヴィゴツキーが、注目すべき著書『思考と言語』(新読書社)に書いているように、書記言語はとくに難しい思考を映し出すだけでなく、さらに促すのです。

書記言語が知力の発達に与える影響を念頭に、大学と高校の英語の教授や教師の多くが募らせている、一九世紀や二〇世紀前半の文学を読む「忍耐力」のない学生が増えていることへの不安を考えてみましょう。英語で書かれた一九世紀の文学の最もすばらしい例として、ハーマン・メルヴィルの『白鯨』(角川文庫ほか)とジョージ・エリオットの『ミドルマーチ』(光文社古典新訳文庫)について考えると、これらの本に書かれた文の密度と、それを理解するために読み手に求められる認知分析は、かなりのものです。『ミドルマーチ』で私が気に入っている一文が、このことを例証しています。貧しいドロシアが年上の夫にあると思っていた天分の限界に――ハネムーンで！――気づく、洞察の瞬間を描写しています。

結婚式からの数週間、ドロシアははっきりとのぞき込んだわけではないが、夫の心に見いだすことを夢見ていた広々とした眺望と新鮮な大空が、どこにも通じていないように思える次の間《ま》と曲がりくねった通路に、すり替わってしまったと感じられて、息苦しいほど気持ちが落ち込むのはどうしたことだろう？

もちろん、ここには単語と句と節があふれています。しかしエリオットの難解な文法と回りくどい文構造は、やはりどこにも行くあてのない夫であるカソーボン氏の漫然としたとりとめなさを、ほぼ完璧にシミュレーションしているのです。大量の言葉の洪水に襲われていながら、考えを書き表すのに一四〇文字しか使わないことに慣れている、インターネットとツイッターで育った若い世代は、この文を理解するのに、あるいはメルヴィルやエリオットの本を読むのに、まして一文が一五〇から三〇〇語以上からなるプルーストの文章を読むのに、苦労すると言って差しつかえないでしょう。

たしかに、ここで挙げている問題のなかには、モットーラ博士が表現しているように、歴史上の時代が次に移るときに起こると予想される、言語用法の変化と関係するものもあります。

この考えを念頭において、私は最も非科学的な実習として、自分の本棚に行き、有名な評判の良い著者による最近のベストセラー小説三冊と、二〇世紀初期の小説三冊を引っ張り出しました。私はそれぞれの本をおおいに楽しみ、この同時代の作品の文法構造を無作為に調べて、何かがわかるのなら何なのか、知りたいと単純に思いました。私が使ったのは、かつての師匠ジャン・シャルのような読字研究者たちが「読みやすさ公式」と呼んだものを、ごく単純化した（したがって非科学的な）バージョンで、さまざまな文章の年代レベルの妥当性を評価するものです（自分の大学院課程を通じて、そのような公式の研究はひたすらうまく避けたことを認めます）。私は本それぞれのページに無作為に目を通して、一文当たりの平均語数と、一文と一段落当たりの句と節の平均数を計算しました。スタイルと内容はかなり異なるにもかかわらず、現在のベストセラー小説全体の平均的な文の長さは、二〇世紀初頭から半ばの作品の散文スタイルで数えた平均値の半分未満で、一文当たりの句と節も劇的に少ないようでした。

散文の密度が減る傾向は、正式な読みやすさ公式がなくても、日常生活で観察することができます。問題は、観察されているのは読むスタイル（どう読むか）と書くスタイル（何を読むか）のあいだの加速再編成なのかどうか、もしそうならそれが重要なことかどうか、です。私の表面的なサンプリングでは、軽々しく判断できません。ある時代の書くスタイルから別の時代のそれへの変化について、あるいは、その変化が有力な媒体の特徴や、もっと不吉なことに、作品に具現化された思考の複雑さを反映しているのかどうかについて、容易に判断できません。著者の思考の深さは、作品の統語的密度と直接相関していると主張するのは、大きなまちがいでしょう。私たちはみなヘミングウェイもジョージ・エリオットも味わうことができる、と私はよく書いてきました。それでもやはり、緻密な散文中の複雑な概念が要求するものに対処しようとしない、あるいは将来的にはそれができない認知障害を疑うようになっています。そのため、私たちが読んだり書いたりしようとする文字の数と、どう考えるかの関係について、ますます心配しています。かつてないほどいま、そして誰よりも若者たちが、つまりやがて世界を率いることになる人たちが、私は気がかりです。

「tl;dr（長すぎたから、読まなかった）」……読字の質と思考の質の重大な関係は、注意の変化と、私が科学的というより直観的に認知忍耐力と呼ぶものの変化に、大きく影響されます。この数年間で受け取ったなかで、とくに心をかき乱された意外な手紙は、文学と社会科学の教授からのものです。彼らは大学の学生たちが、昔の緻密なアメリカ文学や著作に耐えられないことに当惑しています。ある有名な英文学部長は、かつて人気だったヘンリー・ジェイムズのゼミを教えることができなくなったと書いています。なぜなら、いまではジェイムズを読みたがる、あるいは読める学生があまりに少ないというのです。このような教授たちのあいだで、とくに頻繁に観察されることが二つあります。第一に、学生たちは緻密な文章の統語的に難しい文構造を理解するのにかかる時間に、どんどん耐えられなくなっており、より深く分析するのに必要な努力を、ますます嫌がるようになっています。

第二に、学生の書くものが劣化していることです。たしかに私が教えているあいだ、学生たちへのこの批判を耳にしたことがあります。それでも、この問題はあらゆる年代にとって向き合うべき重要なものです。この時代、現在の学生が概念的に難しい散文になじみが薄くなり、ソーシャルメディアへの書き込みで日常的に文章を切り詰めていることが、彼らの書くものに以前よりマイナスの影響をおよぼしているかどうか、私たちは問わなくてはなりません。学生の書きものに働く認知忍耐力にも関連しそうな問題が二つあります。学生による引用文の使用を追跡することを目的とするプロジェクトで、ほとんどの学生の引用は、引用元の最初のページか最後の三ページに言及していたのです。

最初と最後のあいだのページは読まれたのかどうか、論文全体がリュウの言うF字やジグザグ式で読まれたのか、つまり最初のページ、途中を少し、そして最後のページという読みだったのか、定かではありません。もしそうなら、大半の情報源の本文に含まれる背景知識、論法、そして裏づけ証拠は、斜め読みされているか、ほとんど読まれていないわけです。そのような読み方をする学生は最終的に、十分に練ることも、説得力のある裏づけもせずに書くことになり、読むときも書くときも、概念の上澄みだけをすくうのです。

数名の教授は手紙のなかでさらに、学生たちの続かない注意力に対応するために、短編小説集を課題にしていると認めています。短編小説というジャンルの本質的価値に疑いの余地はありません。しかし、報告されている若者たちの共感低下を私たちは共同で精査し理解する必要があるように、学生たちが長く難しい文章を尻込みし、ごく最近と比べてもきちんと書かなくなっているという観察結果が増えていることについても、同じ精査と理解が必要です。中心的問題は彼らの知力ではなく、おそらく、彼らがさまざまな書き方に精通していないことでもありません。むしろ、難しい批判的分析思考に対する認知忍耐力がないことと、それと同時に認知的持久力を獲得していないことに、もどるのかもしれません。認知的持久力は、心理学者のアンジェラ・ダックワースが「やり抜く力」と呼んだことで知られるもので、避けられているまさにそのジャンルによって育まれます。背景知識と批判的分析スキルが欠けていると、読み手はあやふやな情報やまちがった情報の影響を受けやすくなるおそれがあると前述したように、複雑な知的スキルが十分に形成されず、実践されないと、若者たちはうまく読んだり書いたりすることができず、ひいては自分自身の将来に備えることができなくなるおそれがあります。

これらの知的スキルと個人的特性こそが、若者にとって、待ち受ける避けられない変化と複雑な問題に気づき、対処する能力の最も重要な基礎になるのです。大学時代にそのようなスキルと特性を鍛えることが、卒業後に求められる、もっとはるかに厳しい知的粘り強さの準備になります。将来仕事でよく練られた報告書や文書や要領書を書くにせよ、国民投票、判決、医療文書、遺書、調査報道、政治家候補の個人記録などを批判的に読んで、その価値を評価するにせよ、誤ったニュースやレポートにまつわる問題が激化するなかで真実とうそを区別するにせよ、粘り強い知力が求められます。民主社会にとって、市民が老いも若きも、これらの能力をきちんと発達させることが必要なのです。

作家のジェニファー・ハワードは「人を刺すインターネット」で、これらの問題に関するどちらかというと人が当惑するような試みを始め、偽ニュースの提供者の一人にインタビューしています。

フェイクニュースのたぐいの達人が『ワシントン・ポスト』紙に言っている。「正直言って国民はばかだ。彼らはただ話を次から次へ回すだけ。もはや誰も何の事実確認もしない」。真実とフィクションを分けるには時間と、情報リテラシー、そして偏見のない心が必要だが、そのすべてが、注意散漫で両極化した文化では不足しているように思える。私たちはすぐさま共有するのが大好きだ――そしてそのせいで操られやすくなる。

ここには、学生、教師、親にとって、そして市民にとって、多くの困難な問題があります。

市民がどう考え、決断し、投票するかは、デジタル環境の複雑な現実を乗り切る集団的能力――より高度な理解と分析ができるだけでなく、それに慣れ親しんでいる知性――にかかっています。もはや、何のためにはどの媒体のほうがいいかという単純な問題ではなく、どうすれば歴史上のこの瞬間に、子どもたち、若者たち、そして私たち自身に、最適の考え方を育むことができるかという問題なのです。

これは私にとっても、ほかの人々にとっても、新しい考えではありません。メディアが人々に与える影響についてのマーシャル・マクルーハンの象徴的メッセージも、もっと哲学的なウォルター・オングの忠告の言葉も、読字は思考を恒久的に変えるというソクラテスの最初の懸念を、いま一度思い起こさせます。「もし人間がこれを学べば、その魂に忘れっぽさが植えつけられるだろう。書かれているものに頼るので、記憶力を使うことをやめ、物事をもはや自分の内部からではなく、外部の記号という手段によって思い出す」。たしかにソクラテスには、記憶の源を内と外の両方にもつことの潜在的価値を理解する時間はありませんでしたが、私たちにはあります。それでも私たちは、どう読んで考えるかの変化が日常生活にもたらす意味に、時間を割いて関心をもつことがありません。

イエズス会士で学者のウォルター・オングは、ソクラテスの懸念の完璧な正しさと、それを現代社会に当てはめたときの欠点も、見定める手助けをしました。オングの主張では、私たちの知力の進化に関係するのは、ひとつのコミュニケーション媒体が別の媒体とどうちがうかより、むしろ、両方に夢中になっている人間がどうなるかです。オングの観点からすると、読み書きベースの文化とデジタル文化の両方を受け継ぐ、現代の読み手はどうなるのでしょうか？口頭言語や読み書きの変化はとても微妙なので、私たちはそれに注意を払う前に、真実である、良質である、道徳的である、あるいは人間の思考に不可欠であると思っていたことを、忘れてしまうのでしょうか？　それとも、現在の知識の総和とそれにもとづく推論を用いて、両方の媒体から最善のものを選び、それを若者に教えることができるのでしょうか？

これらの疑問に答えるのに必要な意志は、私たち自身の読む生活の突っ込んだ検討から始まりますが、これはいままでの手紙ですでに始まっています。本書の読者であるあなたは、自分が読んできたものにあまり注意を払わず、あまり記憶もせずに読んでいるでしょうか？　画面上で読むとき、ますますキーワードを探して読み、残りは斜め読みするようになっていることに気づいていますか？　この画面読みの癖やスタイルは、印刷されたものを読む妨げになっていますか？　ふと気づくと、意味を理解するために同じくだりを繰り返し読んでいますか？書きものをするとき、考えの核心を表現する能力が、なんとなく衰えている、あるいは低下したと思いますか？　情報のすばやい要約にすっかり慣れっこになって、この情報を自分で分析する必要を感じない、あるいはその時間を取っていないのでは？　ふと気づくと、より緻密で複雑な分析を、たとえすぐ手元にあっても、だんだん避けるようになっていませんか？　非常に重要なこととして、かつて読んでいる自分が感じていたのと同じ包み込まれるような喜びを、見つけることができなくなっていませんか？　実際、長くて厄介な論文や本を、苦労して読み進むだけの大脳皮質の忍耐力がもうないと、思い始めていませんか？　ある日、よく考えてみると自分自身がほんとうに変化していて、最悪なことに、それについて何かをする時間がないのではないかと思えたら、いったいどうなるのでしょう？

自分を実験台にして

そういうわけで、私が動揺した話をします。ベストセラーの種にはなりませんが、筋書きはこうです。読字およびデジタル文化におけるその変化の研究者が、ある日目覚めて、自分も変わったかどうかという問いを突きつけられます。私にとってはいまだに苦い教訓をともなうまじめな話ですし、前言を引っ込めなくてはなりません。

カルヴィーノはかつて、ワシントン・アーヴィングの短編「リップ・ヴァン・ウィンクル」（『スケッチ・ブック』岩波文庫・所収）は「たえまなく変化する社会にとって、神話の原型の地位を得た」と書いています。まちがいなく私の場合はそのとおりで、私はいままで二回もウィンクルになっています。第一の手紙で説明したように、最初の「目覚め」の経験は『プルーストとイカ』を書き終えたときに起こりました。七年間、読字脳を研究したあと、私は周囲を見回して、自分のテーマとする問題全体が変わったことに気づきました。読字はもはや私が研究を始めたときのものではなかったのです。

二番目の経験はさらに身につまされました。変化する読字脳を研究しているにもかかわらず、私は同じことが自分にも当てはまることに、結果がいわゆる既成事実に近くなるまで気づかなかったのです。それは何気なく始まりました。ほかのみんなと同様、仕事と私生活で責任が増え、来る日も来る日もさまざまなデジタル媒体で読んだり書いたりしなくてはならない仕事量が増え、私は小さな妥協をするようになりました。当時はまだ電子メールを、独自の形式の礼儀正しさで社交上のあいさつを行なう手紙のように使おうとしていました。しかしどの手紙も短く簡潔になっていきました。冷静な考えを書く理想的な瞬間を待つこともありません。たしかに、私の以前のスタイルではひそかにそれを目指していたのですが。私はいつでもとにかく最善を尽くし、コミュニケーションの相手がみんな、思い描いていた期待がかなえられなくても、限りなく寛容であってくれることを願いました。

読むことに関して言えば、知る必要がある、あるいはあとでもっと深く読む必要があると思うものについて、グーグルやグーグル・スカラー、『サイエンス』のような雑誌の日刊・週刊の要約、オンライン・ニュース、『ニューヨーカー』のオンライン記事などを、ますます頼るようになりました。さまざまな新聞と雑誌を購読しては止めました。私はもはや最も重要なもの——一般の生活について最も掘り下げた解説をするもの——を追いかけられず、だから……追いかけませんでした。週末には追いつくと自分をいつわっても、その週に間に合わなかった締め切りが週末になだれ込むのです。そして週末に取りもどすはずの目標は消えていきました。

次に姿を消したのは、これまで読むのをとても楽しみにしていて、いつも枕元に置いていた本です。一日の終わりには最後のメールをするようになったので、自分は「律儀だ」と感じながら眠れます。その代わり、マルクス・アウレリウスについて考えることで安らいだり、ケント・ハルフやウェンデル・ベリーの本を読んで、心を静めたりすることはありません。その本のなかではほとんどドラマが起こりませんが、地球のリズム、人間の愛情、そして信頼できる徳に導かれる人々の洞察を回想し、その観察力が不安な心や落ち着かない気持ちを静めてくれます。

私は相変わらずたくさん本を買いましたが、本によってどこかに連れ去られるのではなく、だんだんに本で何かを読むようになりました。いつのまにか夢中になるためではなく、まして別世界に入り込むためではなく、情報を得るために読むようになっていたのです。

そのありがたくない認識のせいで、私は立ち止まり、棚上げにしていた疑惑を自分自身に当てはめてみました。週末を返上して書いているテーマであり目的でもある読み手に、私自身がなったということがありえるのでしょうか？　そのようなシナリオを受け入れることを妨げるのは、傲慢さだけです。むしろ、研究可能な疑問にぶつかるどんな科学者もそうするように、私は実験を始めました。自分が行なうほかのどんな研究ともちがって、私自身が唯一の被験者になる、いわば単一細胞解析です。とりあえずの仮説は、私は自分の読むスタイルを変えたのではなく、むしろ読むために利用できる時間だけが変わった、というものです。これは簡単に実証できます。因子をコントロールするために、毎日同じ時間を確保して、若かったときの愛読書の一冊だった言語学的に難しくて概念的に要求水準の高い小説を読む自分を、自分で忠実に観察するのです。筋はわかっています。不安も秘密もありません。自分が読んでいるあいだ何をしているのか、分析すればいいだけです。ディスレクシアの人が私の研究センターで読んでいるとき、その人がすることを分析するのと同じことです。

　私はほとんどためらうことなく、ヘルマン・ヘッセの『ガラス玉演戯』を選びました。ヘッセが一九四六年にノーベル文学賞を受賞したときに名前が挙がった本です。私はこの実験を最高に楽しい気持ちで始めたと言っても過言ではありません。若いころに最も影響を受けた本の一冊を読み直すよう自分に強いるという考えに、私はほとんど大喜びでした。

　強いるというのは適切な言葉になりました。『ガラス玉演戯』を読み始めると、私は文字どおり大脳皮質へのパンチに等しいものを経験しました。読めなかったのです。その文体は冷酷なほど不可解に思えました。不必要に難しい単語と文のせいで、緻密（！）すぎるのです。そのヘビのような構文は意味を明らかにするのではなく、わかりにくくします。筋の展開のテンポはとてもありえません。大勢の修道士がゆっくり階段を上り下りしているところしか、イメージとして頭に浮かびません。私が『ガラス玉演戯』を読もうと手に取るたびに、誰かが私の脳に濃い糖蜜を注いでいるかのようでした。

なんとか取り返そうと、まず私は意識して文章をゆっくり読もうとしましたが、無駄でした。毎日、ギガバイト単位の資料を読むうちにスピードに慣れてしまったせいで、ヘッセが伝えていることを理解できるほど減速することができません。電気皮膚反応を調べなくても、自分の皮膚が少し汗ばんでいることがわかりました。呼吸が荒くなり、おそらく脈拍が上がっています。コルチゾール〔ストレスホルモンと呼ばれる〕値など知りたくもありません。私はこの本が嫌いだ。そもそもちっとも科学的ではないこの実験のようなもの全体が嫌いだ。ついに私は、ヘッセがノーベル賞を取ったにしても、一体全体どうして自分はこれを二〇世紀最高の小説のひとつだと考えたのだろう、と思いました。時代がちがったのだ。この時代には受けないのだろう。現代ならおそらくヘッセは、この本を出版してくれる人を見つけられなかったはず。

問題解決、と考えながら、私はあっさり『ガラス玉演戯』を、きちんとアルファベット順に並べられた本棚の、ヘミングウェイとヘッセのもっとずっとやさしい『シッダールタ』のあいだにもどしました。その本棚には、私という人間と私の考え方のほとんどをつくり上げた本が詰まっています。私が自分自身のテストに失敗したことは、たいした問題ではありません。私以外、誰も気にしないし知りもしません。誰も気づきません。

私のほうの気づきに関して言えば――ほかの誰にも話すつもりはありませんでしたが――私は予想もしていなかったように変わっていました。いまでは、猛スピードで表面的に読みます。実際、読むのが速すぎて深いレベルを理解できないため、繰り返し同じ文にもどって読み直さなくてはならず、フラストレーションが募ります。まるでプルーストやトーマス・マンのもっとはるかに長い文章を拝んだことがないかのように、一文当たりの句と節の数にイライラしました。ヘッセが一文おきに使う必要があると思った単語の数に腹が立ち、結局、私のいわゆる深い読みプロセスは一度も「浮上」しませんでした。やれやれ。私は変わったのです。私はイヨネスコの犀《さい》でもありました。「だから何?」と、誰にともなく声に出して文句を言いました。

実験は大失敗でした。もし心を静かに乱す二つの考えがなかったら、私の本棚の秘密にとどまったでしょう。第一に、その本棚には――ヘルマン・ヘッセを含めて――私の友だちが詰まっていて、彼らがまとまって私の成長に与えた影響は、家族と教師のそれに次ぐものでした。私は生涯の友を見捨てて、そのほとんどをアルファベット順の場所にいいかげんに追いやろうというのでしょうか? 第二に、私は長年にわたって大勢のディスレクシアの子どもたちに、失敗は自分が変えなくてはならないものに気づくチャンスと考えられれば、敵と同じように最高の教師になりえると話してきました。私はしぶしぶ「歯を食いしばる」ような読書の課題にもどりましたが、今回は寛容に二〇分という短時間に集中することにしました。しかも用心深く、この無計画で不愉快で望まない実験の第二段階に、何日かけるかはあいまいにしておいたのです。

二週間かかりました。この長い日々の果てに、私はドラマ性をぐっと薄めたタルソスの聖パウロへのキリスト啓示を経験しました。閃光も鋭い洞察もありません。とにかくついにもどってきた、以前の読む自分にもどってきた、と感じたのです。私の読むペースは、本の筋の展開のペースと合うようになりました。展開に合わせてテンポを落としたり上げたりします。オンラインで読むスタイルのせいで無意識に慣れていたスピードや断続的な注意を、単語と句が並ぶヘッセの文に押しつけなくなったのです。

アン・ファディマンはすばらしい著書『再読』のなかで、本を初めて読むことと再読することを比べ、「前者のほうが速く、後者のほうが深い」と述べています。デジタル画面の読み手として、ヘッセの名作を再読しようとした私の経験は正反対でした。なるべく速く再読しようとして、失敗したのです。それどころかナオミ・バロンは、画面読みへの移行が再読の欲求を弱めると予測していました。それは大きな喪失です。なぜなら、文章と向き合う人間は読む年齢で変わるからです。私の場合、無理に本に入り込んだとき、まずスピードが落ちるのを、次に本の別世界に浸りきるのを、そして自分の世界から引き出されるのを経験しました。このプロセスのあいだ、失った読み方を取りもどすうちに、私の世界全体が——ほんの少しだけ——減速しました。

私のちょっとした実験が示したように、私自身の読字回路は、押しつけられた要求に適応していたのであり、私は情けないほどそのことに気づきませんでしたが、私の読む行為（またはスタイル）が途中で変わっていたのです。言い換えれば、継ぎ足された断続的なオンラインのスタイルは、日中の平凡な読字の大部分にとって適切ではあるものの、私の読みすべてに見境なく入り込んできて、私は以前の難しい文章への没頭に、どんどん満足できなくなっていったのです。さらに踏み込み、どんな変化が起こりうるかについて、自分の理解を検証することはしませんでした。それを知りたくなかったと認めます。私はただ、自分が失いかけたものを取りもどしたかったのです。

結局のところ、私の極端に単純な実験は、印刷とデジタル両方の媒体にどっぷり浸かっている私たちそれぞれにとって、きわめて重要な問題と対決する方法でした。オングの言葉を借りると、私が対決した問題は、二種類の読字モードによって自分がどう変容したかを認識することと関係があったのです。おそらく同じくらい重要なこととして、私は毎日、両方の形のコミュニケーションに二またかけているという現実を踏まえると、これまでの読み手はこれからどうなるのでしょう?

私がしょっちゅう思い出す、とてもシンプルでとても美しいネイティブアメリカンの物語があります。この物語のなかで、おじいさんが幼い孫に人生について語ります。どんな人のなかにも二頭のオオカミがいるのだと、彼は少年に言います。人の胸の内に住んでいて、いつも争っています。一頭目のオオカミはとても攻撃的で、暴力と世界への憎しみにあふれています。二頭目のオオカミは温和で、光と愛情に満ちあふれています。少年は不安そうにおじいさんに、どちらのオオカミが勝つのかと尋ねます。おじいさんは答えます。「おまえが餌をやるほうだよ」

最後の環──なぜ読むのか

「二頭目のオオカミ」に餌をやるという話をしたところで、ヘッセを再読する実験の真の決着をお話しします。私は『ガラス玉演戯』をもう一度、読み直したのです。その理由は実験ではなく、ただ、自分の以前の読書生活にもどって感じた安らかな気持ちのためです。小説家のアレグラ・グッドマンは、愛読書を再読するときに起こる展開プロセスについて、すばらしいことを書いています。「ひだのある布のように、文章はときによって……さまざまな部分を見せる。しかも文章が展開するたびに……読み手が新しいひだを加える。一度読むごとに記憶と経験がいやがおうでも入り込むので、その本に遭遇するたびに読み手の知識は豊かになっていく」。私は『ガラス玉演戯』を再読するたびに、初めてヘルマン・ヘッセを読んだときに自分がどういう人間だと考えていたかについて、本質的なことを思い出しました。最後には、なぜ当時それほど喜んでこの本を読んだのか、そして皮肉なことかもしれませんが、読字研究者になる前に自分にとって読むとは何を意味していたのか、その両方を思い出しました。

なぜ読むのか、その理由は読む人の数だけあるのかもしれません。しかしなぜ読むのかという問いへの意識の高まりは、世界で最も愛されている作家たちによって、とても考えさせられる応答を誘い出しました。もっと時間が過ぎる前に、あなたも自分に問いかけてください。私が以前の読む自分を取りもどしたあと、思い浮かんだ答えはこうです。私が読むのは、この世界を愛する新たな理由を見つけるためであり、同時にこの世界を離れるためでもあります――自分の想像を超えたところ、自分の知識と人生経験の外にあるものを垣間見て、そしてときに詩人のロルカのように、「とても遠くまで行って」、昔の子どもの魂を取りもどせる」、そういう空間に入るためでもあります。

これは、ヘルマン・ヘッセがあまり知られていない「本の魔法」というエッセイに書いたことにも通じます。

人間が自然の贈り物として受け取ったのではなく、みずからの精神でつくり出したたくさんの世界のなかで、本の世界が最も偉大だ。石板に初めて文字を落書きし、初めて文字を読もうとしている子どもはみな、そうするうちに、人為的でとても複雑な世界に足を踏み入れる。この世界の決まりやしきたりを完璧に知り、それを完璧に実践するのに、一回きりの人生では足りない。言葉がなければ、書きものがなければ、そして本がなければ、歴史はなく、人類という概念もありえなかった。

ヘッセの「たくさんの世界」とロルカの「昔の子どもの魂」を取りもどす夢は、あなたを次の手紙へと案内するのに最適の道です。次の手紙のテーマは、私たちの後に続く子どもたちのこと、彼らや彼らの子どもたちやそのまた子どもたちに伝えたいと思う、読む生活という比類ない遺産のことです。

心をこめて、著者より

第五の手紙
デジタル時代の子育て

子どもはしるしです。希望のしるし、生命のしるし、それだけではなく「診断」の兆候、つまり家族、社会、そして世界全体の健康を示す標識でもあります。子どもが受け入れられ、愛され、気にかけられ、守られているところならどこであれ、家族は健康で、社会はもっと健康で、世界はもっと人間的です。

——教皇フランシスコ

どんなメディアにも長所と短所がある。どんなメディアにも、伸ばせるスキルもあれば、そのために犠牲になるスキルもある。……インターネットはみごとな視覚的知能を伸ばせるかもしれないが、そのために重大な処理能力、すなわち意識的な知識の獲得、帰納的分析、批判的思考、想像力、そして熟考が、犠牲になるように思われる。

――パトリシア・グリーンフィールド

親愛なる読者へ

昔、わが家の子どもたちが小さかったとき、ママは仕事に行ったら何をするのか、もう一度教えてと言われました。中西部の真ん中に住むおじいちゃんおばあちゃんを訪ねて帰ったばかりでした。そこで子どもたちは、都会育ちの心をとらえるトウモロコシとマメの畑や、牛と馬の群れを目にしていたのです。ふと、こんな言葉が私の口をついて出ました。「子どもたちのファーマーなの！」。彼らは笑い、それはとてもすてきな答えで、教師とか読字脳の研究者よりずっといい、と言いました。私もこの答えが気に入り、いつのまにかそれを自分なりの人生の目標のとらえ方として、心にとどめていました。

それをいま思い出しているのは、この手紙のテーマだからです。子どもたちを、二〇世紀の後継者であり二一世紀の先駆者である子どもたちを、どう「育てる」か。彼らはシェイクスピアが『真夏の夜の夢』のなかで、数ある愛の形のひとつとして表現しているように、「私のものであって、私のものでない」。彼らは私たちのものであって、私たちのものでありません。しかもいまの子どもたちは、これまでコミュニケーション様式が大きく変わったとき――ソクラテスの口承文化からアリストテレスの書記文化へ移ったとき、そしてグーテンベルクが現れたとき――よりも、親や祖父母や曾祖父母とは大きく変わろうとしています。

どんな時代も親と子のあいだには、大きな亀裂か小さな溝か、いずれにしてもつねに相違があるものです。私が興味をもつのは、デジタル世界で育った子どもたちと「私たち」の相違の程度より、どんな環境であれ、とくにこの急激に変化している環境のなかで、子どもたちの発達にとって何が最善かを理解することです。後もどりはできませんし、歴史上の枝葉は別にして、後もどりが起きたことはほとんどありません。しかしその現実を認めたとしても、私たちがこれまで何者だったのか、いま何者なのか、そして子どもたちの将来を日々ひそかに方向づけている変化を、情報にもとづいて熱心に批判的に分析することを、あきらめてはなりません。

変化は数多くさまざまです。これまでの手紙で提起された難しい疑問は、しっぺ返しとなって私たちの子育てに跳ね返ってきます。これまでに要約された問題を発達にからめて考えなくてはなりません。その問題とはこういうことです。時間も認知力も求められる深い読みのプロセスは、主要媒体がスピード、即時性、強い刺激、マルチタスク、そして大量の情報を助長する文化のなかでは衰えるか、次第に消えていくのでしょうか？

しかしこの疑問の「消えていく」は、きちんと精巧にでき上がった回路が存在することを前提とします。現実には、新しい読み手それぞれ――つまり子どもそれぞれ――が、まったく新しい読字回路を構築しなくてはなりません。子どもたちは、読字と基本レベルの解読を覚えるための、ごく単純な回路を形成できますし、そのうちにますます高度な知的プロセスが追加される、非常に複雑な読字回路を発達させる可能性もあります。その過程で回路がどう発達するかは、子どもたちの個性、読字のタイプ、受ける指導や支援、そして本書の議論できわめて重要なこととして、読む媒体によって、さまざまな差異が生じるでしょう。物性から注意を引きつけるオプションまで、媒体の特性やアフォーダンス（人や動物の行動を促したり制限したりする環境や物の性質）は、その媒体が読字回路の発達におよぼす影響に、あまり理解されていない新たな次元を加えます。ＵＣＬＡの心理学者パトリシア・グリーンフィールドが研究で実証しているように、基本的で常識的な原則は、媒体への接触（費やす時間）が増えれば増えるほど、その媒体の特性（アフォーダンス）が見る人（学習者）の特性に影響を与える、ということです。媒体は大脳皮質へのメッセンジャーであり、最初から形成にかかわります。

したがって、若年者のまだ形成されていない読字回路は、特有の課題と難しい疑問を提起します。第一に、読字回路を構成する認知要素のうち早期に発達するものは、本人が読むことを覚える前、最中、そして後に、デジタル媒体によって変わるのでしょうか？　とくに子どもたちの注意、記憶、背景知識――成人ではマルチタスク、速度、注意散漫に影響されることがわかっているプロセス――の発達は、どうなるのでしょう？　第二に、もし影響があるなら、そのような変化は、結果としてでき上がる熟練の読字回路の構成、または深い読みの能力を形成して維持する意欲、またはその両方を変えるのでしょうか？　最後に、さまざまなデジタル媒体による子どもや社会に対する大きな貢献はそのままに、読字におよぶおそれのある悪影響に対処するには、何ができるのでしょうか？

注意散漫な子どもたち

バッタの心

何にどう注意を払うかは、どう考えるかを一変させます。たとえば認知の発達において、子どもはとくに幼児期から青年期までの期間に、注意を集中させることを覚えます。集中を覚えることは、気を散らすものが遍在する文化にあっては、きわめて重要ですが難しい課題です。若者の場合、少なくとも理論上は、たえず気を散らすものを無視するという選択肢を与える抑制系が十分に形成されているので、次から次へと刺激を受けても、あまり影響されないようになれるかもしれません。しかし幼い子どもの場合、前頭葉の抑制系その他の実行計画機能が発達するのに時間がかかるので、そういうわけにはいきません。ごく幼い子どもでは、注意はどうなるかわかりません。

そしてその注意をデジタル世界がとらえます。二〇一五年のランド研究所の報告によると、三歳から五歳の子どもがデジタル機器に費やす時間の平均は一日四時間で、〇歳から八歳の子どもの七五パーセントがデジタル機器を利用できるという数字は、つい二年前の五二パーセントから上がっています。成人ではデジタル機器の利用が一年で一一七パーセント増でした。たえまない刺激とノンストップで気を散らされることの影響に関する社会的な問題は、私たち全員に当てはまりますが、子どもや若者たちへの影響を理解することが急務です。

心理学者のハワード・ガードナーは、優秀なMITの研究者シーモア・パパートによる子ども「バッタの心」という有名な表現を使って、デジタル世代の子どもや若者たちがよく「あちらからこちらへと飛びまわって、最初の課題から気をそらす」発作的な様子を説明しています。フランク・シルマッハーと同様、神経科学者のダニエル・レヴィティンも、そのように注意があちこち飛んで課題を切り替える行動を、進化上の反射行動の一環として、なんでも新しいものへとすぐさま注意を引き寄せる新奇性バイアスに関連づけています。「人間は食べものや配偶者を手に入れるためと同じくらい懸命に、新奇な経験をするために努力する。……マルチタスクをしているうちに、脳の新奇性中枢がピカピカの新しい刺激を処理すると報酬を与えられるようになり、私たちはいつのまにか中毒ループに入ってしまう。これは持続的な努力と注意に対する報酬を得たい前頭前皮質にとってマイナスだ。私たちは長期的な報酬を求め、短期的なものをあきらめるよう、自分を訓練する必要がある」

レヴィティンはこのくだりを、主として成人の経営者向けの本に書いています。しかし成人にとっての貴重な教訓は、幼い子どもについて考えるとき、さらに重要になります。子どもの前頭前皮質と基本的な中央実行系は、「持続的な努力と注意に対する報酬」をまだ学んでいないのですから、そのような脳がまして子どもに「短期的なものをあきらめ」させる計画と抑制を行なうなど論外です。言い換えれば、子どもの脳がさまざまな情報源に注意を切り替えさせられることに比べると、成人にとっての生物学的・文化的な大嵐も優しい雨に思えます。前頭前野がほとんど発達していない子どもたちは、気を散らすものに次々と翻弄され、「ピカピカの新しい刺激」に次から次へと飛びつくのです。

レヴィティンの主張によると、子どもたちは、競って注意を引こうとするものが次々と途切れることなく現れることに慢性的に慣れてしまうので、彼らの脳は事実上コルチゾールやアドレナリンのようなホルモンにまみれています。これは一般的には闘争・逃走とストレスに関連するホルモンです。たった三歳か四歳、場合によっては二歳以下なのに、ずっと年上の者向けの刺激を年がら年中、初めは受動的に受け取っていますが、そのあとだんだん積極的に求めるようになるのです。レヴィティンが論じているように、子どもと若者はこの一定レベルの新奇な感覚刺激に囲まれると、たえず注意過多の状態へと追い込まれます。「マルチタスクがドーパミン中毒のフィードバックループをつくり、集中せずにつねに外部刺激を探し続けることに対して、脳に効果的に報酬を与える」のだと、レヴィティンは主張しています。

　この高揚した状態こそが、現代の幼年期に見られる比較的新しい現象を引き起こすのかもしれません。臨床心理学者で『大きな切断』の著者のキャサリン・シュタイナー＝アデアによると、子どもたちがインターネットの利用をやめるように言われたとき、いちばんよく聞かれる文句は「退屈だ」なのです。手近な画面で注意を引きつける魅力的なものを突きつけられると、幼い子どもたちはすぐに、たえまない感覚刺激にどっぷり浸かり、そのあと慣れっこになり、そしてしだいに半ば中毒になります。そのような一定レベルの刺激がなくなると、子どもたちは予想どおり、退屈でどうしようもないように見える状態に陥ります。

「退屈だ」……退屈にもさまざまな種類があります。子ども時代の必須要素である自然な退屈があり、これは多くの場合、子どもたちが自分なりの気晴らしや単純な楽しみをつくり出す原動力になります。ヴァルター・ベンヤミンが「経験の卵をかえす夢の鳥」と表現したことで知られる退屈です。しかし、過剰なデジタル刺激にともなって、人為的に文化によって誘発される退屈もあります。この種の退屈は子どもたちから活気を奪い、現実世界の体験を自分で探してつくり出したい、とくに部屋や家や校舎の外に出てやりたい、と思わなくなるようにするおそれがあります。シュタイナー＝アデアはこう書いています。「子どもは画面上の遊びの中毒になると、彼らが退屈と呼ぶその遁走状態《フーガ》を抜ける方法がわからなくなる。その状態は本来なら、創造性のために必要な準備段階《プレリュード》なのだ」。私たちは、最新の高性能な電子書籍や技術イノベーションなどの創造性を高める贈り物をして、子どもたちにできるだけ多くを与えようと意気込むあまり、かえって読むものについて自分なりのイメージを構築し、ネットにつながっていない独自の想像の世界をつくり出すために必要な意欲と時間を、彼らから奪っているのかもしれません。そう考えると、知力にとってはもったいない話です。

　このような警告は、昔を懐かしんで嘆いているわけでも、子どもの想像力をテクノロジーが促す強烈で刺激的なことに使うなと言っているわけでもありません。そのような使い方については、あとでもう一度触れるつもりです。「失われた子ども時代」についての懸念を、文化の（つまり欧米の）贅沢として退けるべきでもありません。日々の生活苦がほかのすべてを圧倒している、真の失われた子ども時代はどうなのか、と問うこともできます。そういう子どもたちのことを、私は日々考え、研究しています。

　しかし、私はすべての子どもが気になります。だから、あまりにたえまなく刺激を受け、コンピューター上で楽しむせいで、画面を離れて自分でつくった隠れ家でみずから楽しむ能力を発見したがることなどめったにない子どもたちの、認知発達の経過をとても心配しているのです。自分で楽しむのは、できれば「外」がいいでしょう。からみ合う藪と小枝が「火星の土地」になり、低い木の枝にかけるテーブルクロスがイロコイ・インディアンのテントになります。想像の世界でやっていることに夢中になり、もう夕飯なんて早すぎると感じる。そのような場所では時間が止まり、思考が長くなります。そして、神経科学者のフォガッシが印象的に述べているように、子どもの運動皮質も認知力を高めますし、おおいに活性化される必要があるのです。

もっと年長の子どもの場合、問題はいっそう大きくなります。なぜなら、多くの青少年が画面を見ている時間は、二倍、三倍の一日一二時間以上になり、デジタルな気晴らしによる中毒性の誘惑のレベルも種類も増大するからです。シュタイナー＝アデアは、子どもがデジタルに夢中になることの中毒性について、はっきり述べています。「中毒の話は誇張ではない。臨床の現実だ。……大人の私たちは夢中になって、自分の神経を賭けてギャンブルすることを選ぶかもしれないが、知っていながら自分の子どもの将来をそんなリスクにさらす、子育て中の親に会ったことはない。それでも私たちは、説明のために中毒性という言葉を使うような機器を、子どもたちに渡している。子どもたちは……日常的な利用が発達中の脳に与える影響……

に弱い。新しいものに早く順応すること、そして子どもにあらゆるメリットを与えることに熱中して、私たちは子どもを危険にさらしているのだろうか?」

アレグラ・グッドマンの新しい小説『チョーク・アーティスト』のエイダンの描写ほど、デジタルワールドが現代の若者におよぼすどうしようもない中毒性の影響を、痛烈に真に迫って表現しているものはないかもしれません。エイダンは、マサチューセッツ州ケンブリッジと仮想世界のエバーホウェンの両方に住む、知能が高く感受性の強い思春期の少年です。この優しくて感じやすい少年は、起きている時間(と眠っているべき時間の大半)をすべて、ゾッとするような仮想世界で過ごしており、やがてその世界のほうを好むようになって、悲劇的な結末へとつながります。精神科医のエドワード・ハロウェルのように、デジタル娯楽が子どもに取りつくようにたえず影響を与えるせいで、環境誘発性の注意欠陥になる子どもの集団が生み出されているとまで主張する人もいます。臨床医である彼は、注意を原因とする学習障害と診断される子どもの数が増えているのは、早期診断が向上しただけではなく、注意散漫な子どもたち世代に新しい形の注意欠陥が生じていることも、反映しているのではないかと心配しています。

スタンフォード大学の神経科学者ラッセル・ポルドラックとそのチームは、一〇年以上もこの問題を研究しており、注意欠陥と診断された子どもとされていない子どもの生理学的差異に注目したり、ごく最近は、デジタル媒体とともに育った学生たちのマルチタスク実行を調べたりしています。おそらく予想できることですが、注意欠陥のある子どもの場合、前頭前野の抑制系にかなりのちがいがありました。これはマルチタスクに関係する頭の切り替え要求に不可欠な系です。具体的にいうと、注意障害と診断された子どもは、ほかのすべてのタスクに注意を払うのを止められないせいで、ひとつのタスクに注意を集中することができないようでした。大勢の子どもたちのデジタル世界に投入される娯楽の数が増えていることを踏まえると、ほかの点ではふつうでも、環境による注意欠陥障害と診断された子どもに似た行動を取りがちな子どもの数が増えているかどうかを、私たちは問わなくてはなりません。もしそうなら、そのような変化は彼らの発達のほかの面にどんな影響をおよぼす可能性があるのでしょうか？

たとえば、プラスの面も同時に浮かび上がっています。デジタル育ちの若者が、少なくともある状況下では、遂行能力を落とすことなく、複数の情報の流れに注意を向けることに対処できる能力が伸びているのです。いままでに、タスクスイッチングや注意スイッチングに関して長く複雑な研究が行なわれてきていますが、たいてい対象は成人です。ポルドラックらによる以前の研究が、ほとんどの人はかなりの「脳コスト」（すなわち、何かを深く処理する能力への負担）なしに切り替えることができないという有力な証拠を示していますが、ポルドラックの最近の研究のひとつが、デジタル育ちの若者は、もしタスクのひとつに十分に長けていれば、それができることを示しています。現代の子どもたちがほとんどの成人よりもはるかにうまく、複数の情報源を扱えるようになれば、彼らはさまざまな将来の仕事にとって重要性を増すスキルを身につけることになります。言い換えれば、必ずしも子どもたち世代に航空管制官になる覚悟をさせなくても、彼らのほうが親より、ある程度気を散らされながらも、うまく注意を払って仕事を遂行できるようになるかもしれません――その詳細は、綿密に体系的に研究して理解する必要があります。これはとくに重要なことです。なにしろ多くの子どもたちが、画面上で読むときはマルチタスクをしている確率が九〇パーセントで、印刷媒体で読んでいるときはマルチタスクの確率が一パーセントしかないと言っているのです。

私たちの目の前で、デジタル文化は生活（その延長も含めて）のあらゆる面に大きく貢献することを約束し実行しようとしている一方で、それにともなう予期せぬ結果も現実になり始めています。シュタイナー＝アデア、ハロウェル、その他ますます多くの人たちによる研究は、大勢の子どもたちに対して、とくにその認知機能に対して、デジタルの圧倒的な要求がおよぼすさまざまな影響を、もっと深く調べる必要があることを指摘しています。

記憶への影響

私にとってこの必要な研究が注意と読字で始まるとしたら、その理由は、それが私のいちばんよく知っていることであり、認知の最初の大きな影響がとくに見えやすいところだからです。さらに、科学とテクノロジーの両方を利用して、プラスの変化を生み出す最大のチャンスをつかめるかもしれないところでもあります。もともと散発的で探索したがる幼い子どもの注意が、たえまない入力のせいでなおさら希薄になるのなら、研究者である私たちは、記憶力など認知発達のさまざまな側面への影響を解明しなくてはなりません。問題のひとつは、物事を作業記憶に保持する子どもの能力に関することです。作業記憶は読み書きと計算を覚えるとき、最も重要な変数のひとつです。作家のマギー・ジャクソンは作業記憶について考えるために、すばらしいデジタルのたとえを用いています。「私たちの作業記憶は、タイムズスクエアで流れるデジタルニュースの文字にちょっと似ている。つねに更新され、いつも抜粋で、けっして後もどりしない」。では、私たち大人がテレビのニュースを見るとき、アナウンサーの声を聞きながら同時に画面上を流れるニュースの文字を読んでも、どちらの内容もきちんと理解できないことが多いという事実について考えましょう。あまりに多くの刺激がつねに注意を求めて張り合っていたら、幼い子どもたちの作業記憶はどれだけ変化するでしょう？　私たちは知る必要があります。

第二の問題には、ほかの形の記憶が関係してきます。作業記憶に変化が起こり始めたら、長期記憶の変化も予想されます。両方とも変化すれば、子どもたちの背景知識構築への影響が予想されます。そしてその背景知識がこんどは、若い読字回路の形成期間に、深い読みにかかわる複数のスキルの発達と展開に影響を与えます。

間接的な関連の証拠があちこちから出てきています。子どもがデジタルメディアによって気が散ってしまう「バッタの心」に関する非常にわかりやすい初期の例として、オランダ人研究者のマリア・デ・ヨングとアドリアナ・ブスによる二〇〇〇年代初めの研究が挙げられます。当時の電子書籍は現在ほど進んではいませんでしたが、基本的な選択肢は似たようなものでした。読み聞かせられるそのままの文章を聞くか、注意を引きつけるさまざまなオプション〔画像やゲームなど〕によって拡張された機能を使いながら文章を聞くか、どちらかです。研究の被験者になった四、五歳のオランダ人の子どもは、前頭前皮質ではなく手足で選んでいます。彼らはオプションで加えられた要素すべてで遊び、文章には行き当たりばったりで注意を払い、そのままの文章を聞くときよりも、物語をたどったり細部を覚えたりすることがうまくできませんでした。言い換えれば、子どもの注意を求めて張り合う刺激の数は、彼らの記憶に影響し、それが読解力に影響したのです。

最近の研究は、この直観的に理解できる結果を裏づけています。ジョーン・ガンツ・クーニー・センターと、マッカーサー基金による「デジタルメディアと学習のためのプログラム」は、この数年間、子どもに対するテクノロジーの影響について、一連のきわめて重要な研究と報告を行なっています。クーニーの研究者たちは、オランダの研究と形式が非常によく似た研究で、子どもたちの読字スキルにおよぶ影響について、印刷された本を電子書籍および拡張電子書籍〔ビデオやオーディオなどの機能が付く〕と比較しました。そして、発達心理学者のケーシー・ヒルシュ゠パセクとロベルタ・ゴリコフによる新たな研究をはじめ、増えつつあるほかの最近の研究者と同様に、拡張電子書籍で増えている気を散らすものが、しばしば理解を妨げることを確認しました。「高度な拡張電子書籍は、初心者の読み手の注意を物語からそらすことが多い。……要するに、本来は興味をそそるテクノロジーに加えた多すぎるアクセサリーは、読むスキルを強化するのに役立たなかった」

このような研究で、幼い子どもたちが物語を再現したりその細部を思い出したりできなかったことから、前の手紙に書いた、もっと年長の学生に関するアン・マンゲンの実験結果を思い出した人もいるでしょう。年長の学生たちは、印刷されたもので読むより画面上で読むときのほうが、情熱的なラブストーリーの筋の順序や細部を覚えていられない確率が高かったのです。どちらの結果も、デジタルの読み手における注意とさまざまな形の記憶との関係が、変化する可能性を示しています。そして、読んだものについての子どもたちの理解と深い思考にさらなる影響がともなう可能性もあります。イスラエルの科学者タミ・カツィールはそのことを、小学五年生の子どもたちの大規模で重要な研究で発見しました。同じ物語を印刷か画面のどちらで読むかによって、読解にかなりの差があることを見つけたのです。ほとんどの子どもはデジタルで読むほうが好きだと言ったにもかかわらず、読んだものの理解は印刷で読んだほうがうまくできました。

増え続けている研究のどれにもいまのところ見当たらないのは、子どもたちの恒常的な注意力分散と、作業記憶と、深い読みプロセスの形成およびその発達のあいだに、具体的な発達上の関係があることを示す「動かぬ証拠」です。最初の三つの関係から始めましょう。たえず入ってくる複数の情報に注意を払う影響がつねにあることをデジタル世代が予想することによって、記憶や背景知識はどのように変わるのでしょう？　私たちは熟練の読み手のことより、子どもたちがグーグルやフェイスブックのような外部の知識源にますます依存しつつあるという事実の影響を、探って理解しようと決意をもって努力しなくてはなりません。私にはいくつか仮説があります。

「予想が挫折を生むとき」……何年も前、駆け出しの研究者だったとき、私はイタリアで行なわれた国際的な神経科学の会議で、初めて正式に研究発表をしました。その後、著名なイギリス人研究者のジョン・モートンに、裏づけになる彼の記憶の研究について、話をしたいと言われました。でもまず、ちょっとした実験を私にしてほしいと彼は言いました。言われた数字を復唱する、基本的によくある記憶力課題だったのですが、そのことを教えてくれませんでした。数字をいくつ言うのかヒントをくれず、ただ、だらだらと続けたのです。現実には、一回に七つプラスマイナス二つの数を言ったのですが、私はそれに気づきませんでした。むしろ、私の作業記憶をテストするために、回を追うごとに数を増やすのだと予想し——そして固まってしまいました。もはや七桁でさえ復唱できません。自分には処理できない、もっとたくさんの数を言われると予想したからです。屈辱でした。三〇年が過ぎましたが、あのときの怖いモートン教授は、予想が作業記憶の容量の使い方にどう影響しうるかを考えるようにと、私に教えていたのです。

この（必ず長期記憶に役立つ）感情をともなうエピソードから、私は次の仮説を立てています。ふつうはどんどん進んでいく画面の情報すべてを覚えようとするのは不可能だと知覚するせいで、子どもが使う作業記憶がだんだんに減るかもしれません。思い出してください。画面で読むために用いる「構え」は、印刷での読みににじみ出ます。子どもはしばしば画面をテレビや映画と結びつけるため、こんな疑問が起こります。タブレットやコンピューター画面に示されるものの知覚結果は、無意識に映画のように処理されているので、画面上のたくさんの細かいことやさまざまな刺激を覚えるのは不可能に見えるのはないでしょうか？　だから、子どもたちは覚えないのでは？　同じように、画面を読む年長者も、使える作業記憶をあまり使っていないかもしれません。なぜなら彼らも、同じようには覚えようとしない映画であるかのように、文章を処理しているからです。

「複数の刺激に注意を払うことの影響」……この推論が正しいなら、おなじみの結論が二つ予想されます。第一に、物語の順序と細部があまり積極的に処理されず、それが読み手の記憶に影響します。第二に、回帰できるという特徴――物理的な本や紙面を読むときは、前に出てきたところにもどって読むことができるという事実――は、画面上ではあまり頼られません。そこでは言葉にとっての物理的空間が、映画でのつねに動く画像提示と同じくらい刹那的です。マギー・ジャクソンの言葉を借りると、画面のなかに「振り返りはない」。したがって、書記言語の回帰できるという特徴は、実際よりささいなことと認識されてしまいます。

認知発達の観点からすると、回帰は振り返りを助け、そのおかげで子どもは自分の理解していることを観察でき、作業記憶にある細部を反芻《はんすう》でき、学んだことを長期記憶に統一できるのです。子どもが無意識に画面上の情報をテレビや映画のように処理しているなら、筋の細部は消えやすく、具体性に欠けるように思えるでしょう。マンゲンの実験で年長の被験者がそうだったように、はるかに幼い子どもたちでもそのような細部の順序は記憶のなかであいまいになるのでしょう。

この見解が真実だと証明されても、私は自分の功績だとは言いません。シカゴ大学の歴史学者アリソン・ウィンターが二〇世紀に、記憶が果たす役割の示唆に富む歴史について書いています。彼女の主張によると、映画やテープレコーダーやコンピューターのような文化的発明は、私たちが自分の記憶に課す仕事を変化させ、さらに興味深いことに、歴史上のどの時代でも、記憶の働き方を説明するための比喩表現として使われています。ほとんどの人がいまだに、自分の記憶から取り出す「写真」が、それを撮ったカメラの性質に関係なく、ありのままの姿だと信じている、と彼女は断言します。ここで私は彼女の考えを拡張し、映画は子どもの作業記憶で起きていることだけでなく、画面上のものを見る心の生理的習性になっていることを説明するのにも役立つ比喩表現になる、という仮説を立てます。結局のところ、現代の子どもたちはさまざまな形の記憶をあまり有効に使っていませんが、それは少なくとも子ども時代が始まる時点では、必ずしも修正できない変化ではありません。

この仮説に対する裏づけが、イギリス人心理学者のスーザン・グリーンフィールドの研究に見られます。彼女はマンゲンと同様、筋書き上の出来事がランダムでなく因果の連鎖で順序よくつながっているというような、語り《ナラティブ》のごくありふれた特徴が、子どもたちが画面上で処理しているときには、わきに追いやられてしまう可能性がある、と強調しています。「語りは本の必須条件だが、インターネットではけっして保証されてはいない。インターネットでは、並列選択、ハイパーテキスト、無作為参加のほうが一般的だ」。さらに彼女はこう問いかけます。「画面からの入力が「言葉としてではなく画像や写真として脳に届く場合、そのせいで受け取る人は物事を抽象的にではなく、文字どおりに見がちになるのではないか？」

画面と語りのずれが、作業記憶と抽象的思考の両方に変化を引き起こすかどうかについては、もっと掘り下げた研究が必要です。しかし子どもへの影響に関する問題は、時とともに社会にとって重大になる一方です。子どもたちが背景知識の宝庫を構築し、画面上で見るものの真実性と正確さを批判的に判断するために、統合整理された記憶をどう使うかに関連する問題は、とくに重要です。

外部の知識源への依存

深い読みと認知発達両方の中心にあるのは、子どもたちがすでに知っていることを、さらに発想の豊かな背景知識として構築するために、新しい情報を比較して理解するベースとして使えるようにする、きわめて人間的な能力です。二つの例を詳しく話しましょう。ひとつはあなたの過去から、もうひとつは私の現在からです。おさるのジョージの絵本の話を思い出してください。かわいいいたずら好きのサルが、逃げてきた（というか盗まれた）風船に乗せてもらって、空に舞い上がります。はるか下の地面を見下ろすと、家々が「小さな人形の家みたいに」見える様子に、ジョージは大声で笑います。人形の家とその小ささや外観をよく知っている子どもたちは、新しいことを理解し始めます。つまり、とても高いところからだと、物はいつもとちがって小さく見えることです。絵の奥行き知覚の把握は、そのような比較から始まるのです。

しかしこのような比較が子どもたちの役に立つのは、比較できる知識のベースがあるときだけです。私は最近、エチオピアの片田舎に住む元気な子どもたちのグループを訪問しました。そこには学校も電気も水道も、床板もいっさいありません。世界の読み書き能力に関する研究の一環として、私は子どもたちにタコの写真を見せました。すると彼らは笑うのです。そんな生きものは見たことも聞いたこともなく、それが海に住んでいることを説明しようとする通訳の努力も無駄でした。人魚などの海の生きものにまつわる物語のアプリケーションソフトを使うという、私たちの最初の計画は消えてしまいました。毎日、片道二時間歩いて水を手に入れなくてはならない子どもたちにとって、海はまったく理解できず、やはり見知らぬ風船というものに乗って空を行くことも同じだったでしょう。

類推するという行為は、知っていることとまだ知らないこととのみごとな概念的結合ですが、子どもの発達においてはけっして単純ではなく、環境が子どもに提供するもの、あるいはしないものに影響されます。西洋文化で暮らす多くの子どもにとって、その環境が与えるものは幸運にも豊かですが、今日では逆説的に、与えるものが多すぎ、求めるものが少なすぎます。マギー・ジャクソンは、情報過多がひどいと、背景知識の構築が実際に難しくなる、と示唆に富む主張をしています。子どもの作業記憶に関する私の見解と同様、あまりに多くの入力を与えられるせいで、人々は入ってくる情報を同じように反芻し、類推し、保存するのに必要な時間をかけなくなっていて、そのことが何を知るか、どう推論するかに影響している、と彼女は主張しています。

自分が知覚するものや読むものを処理するのに必要な時間は、記憶の構築、背景知識、その他のあらゆる深い読みプロセスのいずれにとっても、非常に重要です。文学評論家のキャサリン・ヘイルズは、このきわめて重要なポイントを明確にしています。彼女が強調するのは、デジタル媒体によって視覚刺激の量が増え、テンポも速まっている証拠はたくさんあるのに、そのことは見る人が反応に使える時間が相対的に減ることだという事実は考慮されていない、という点です。この洞察を深い読みの回路に関連づけると、処理するための時間が減るということは、入ってくる情報を背景知識に結びつけるための時間が減り、したがって、分析や類推、洞察など深い読みのほかのプロセスが展開される可能性が低くなるということです。

「あるいは、そうしたプロセスが発達する可能性が低くなります」……エヴァ・ホフマンが成人について書いているように、コンピューターにもとづく時間感覚のせいで「私たちはより速くて短い思考と知覚の単位に慣れつつある」。子どもたちの場合、情報の増加とそれを処理する時間の減少が一緒になると、彼らの注意力と記憶力の発達にとって最大の脅威になりかねず、より高度な読みと思考の発達と利用に、深刻な影響をおよぼすおそれがあります。深い読みの回路ではすべてが相互依存しています。もし子どもたちが、グーグルやフェイスブックのような外部の知識源に、より大きく依存することを覚えつつあるせいで、構築している知識が少なくなっているなら、すでに知っていることと初めて読んでいることの類似点を見つけて正しい推論を下す能力が、予想外に大きく変化するでしょう。自分が何かを知っていると思うだけになってしまいます。

このことはあなたも聞き覚えがあるかもしれません。教え子たちが「言葉を返すことができないパピルス」に頼りすぎれば、現実の個人的知識を蓄えるのではなく、知っていると錯覚するだけになると、声を大にして心配したソクラテスは、確かによく知っていました。こうした原テーマは形を変えて、この一五〇〇年に断続的に語られてきました。さまざまな形のテクノロジーに人間がますます頼るようになることに、作家や映画製作者が疑問を投げかけてきたからです。『アポロ13』でトム・ハンクスが演じた宇宙飛行士も、『オデッセイ』でマット・デイモンが演じた植物学者も、テクノロジーに頼ることができなくなり、自分自身の知識に頼る能力があったからこそ生き延びられました。二一世紀の最初の二五年間で、子どもたちはこの架空の科学者と同じように、テクノロジーに対する識見と、しっかり身についた深い知識の蓄えの両方をもって、幼稚園から高校まで教育される必要があります。

したがって、私が考えるソクラテスの懸念の二一世紀バージョンは、いくつかの相互に関連する問題を含んでいます。私たちの文化における情報と気を散らすもののたえまない流れは、幼い子どもたちの注意力と記憶力を変化させる、あるいは衰えさせるのでしょうか？　ほとんどの「答え」がすぐに手に入ることで、年上の子どもたちは自分で物事を学ぶ努力をしなくなるのでしょうか？　このどちらかが真実なら、現代の若者たちは知識に対してとても受動的に反応するようになるので、やがて知っていることの蓄えも、類推と推論によってそれを結びつける能力も、枯渇するのでしょうか？

もしこれらのシナリオのどれかがそのとおりになるなら、そのような変化は、次世代の人々の深い読みのプロセス、とくに共感、視点取得、批判的分析、そしてより言語的なかたちの創造的思考を、変えてしまうのでしょうか？　より視覚的な知識は、そのような喪失を補い、批判スキルの発達のための代用手段を提供することができるのでしょうか？　私たちが子どもたちに、デジタルがもたらす外部の知識源にあまりに大きく、あまりに幼いときから、あまりにすぐに依存することを教えれば、若年者の知的発達に干渉することになります。一方で、従来形式の既存の知識だけに、あまりに大きく、あまりに長いあいだ依存するように教えれば、デジタル文化における彼らの進歩を妨げることになります。子どもたちの知的発達は、この二つの指針の発展的で思慮深いバランスを見つけることにかかっています。

そのような考えをする仲間は、テクノロジー嫌いのソクラテスだけではありません。チャーリー・ローズとのインタビューで、グーグル創始者のエリック・シュミットはこう警告しています。「割り込みの程度、圧倒されるような情報の速さ……が実際に認知力を変えていることを、私は不安に思う。それはより深い思考に影響を与えている」。シュミット氏がこう言ったことを悔やまないでほしいと願う一方で、私の心配の核心に触れる彼の率直で明確な表現に感謝しています。

読み方は考え方を変え、考え方は読み方を変える

キャサリン・シュタイナー＝アデアが自著に『重大な切断』というタイトルをつけたのは、子どもがデジタルの使い過ぎを断つのを親が助けられるようになってほしい、という願いを強調するためです。きっと彼女ならば、子どもたちが知識の外部ソースを容易に利用できるとわかると、自身の知性を構築して信頼することから気づかぬうちに離れていってしまうのに立ち向かうことも、同じくらい一刻を争う「切断」だと賛成してくれるでしょう。心理学者のスーザン・グリーンフィールドはこの見解を、思考実験でいちばん先まで進めています。「想像してほしい。将来、人々は何を引き合いに出すにも外部にアクセスすることに慣れすぎて、どん

な事実もまったく自分のものにしないし、ましてやその意義を評価し理解するために、前後関係に照らすことなどいっさいしない」

これらの疑問と懸念はすべて、未来学者のレイ・カーツワイルが概念化しているような、知能の未来に関する先見の明ある研究を否定するように思えるかもしれません。カーツワイルは自分の研究と非凡な発明によって、人間の知能が人工知能と連結するようになり、私たちが飛躍的に拡張した知能をもつことができる未来を予見しています（「特異点《シンギュラリティー》原理」）。

このような未来のビジョンにかかわる倫理的問題や個人と社会の問題はどうであれ、来たる世代が非常に高度な類推、共感、批判的分析、そして創造の能力を発達させるかどうかは、いまの私たちの責任です。どこの大学でも誇りある内部審査委員会なら、私たちの文化がすでにやっていることを、裁決や事前の証拠なしに研究者に許すことはないでしょう。私たちの文化は、被験者（子どもたち）に起こりえる副作用と副次的影響を知らないまま、人の注意を引きつける準中毒性の機器を一式、導入したのです。

シリコンヴァレーのテクノロジー専門家トリスタン・ハリスは、さまざまなアプリと機器の「説得力のある設計《デザイン》」原理に関する知識のおかげで、この原理にもとづいた機能が、ユーザーを中毒にするために意図的に選ばれていることを、率直に批判するようになりました。やはりシリコンヴァレーの専門家でハリスの努力を称賛するジョシュ・エルマンは、さまざまな機器で中毒性のある機能が使われていることを、がんとの関連が発見される前にタバコ産業が中毒性のニコチンを使ったことになぞらえています。現在、「タイム・ウェル・スペント」というアドボカシー・イニシアチブの創立者であるハリスは、最近PBSと『アトランティック』誌のインタビューで、こう話しています。「歴史上これまで、三つの会社」――グーグル、アップル、フェイスブック――「で働く一握りのデザイナー（おもに男性、白人、サンフランシスコ在住、二五〜三五歳）の決断が、世界中の大勢の人々がどう注意を払うかに、これほど大きな影響を与えたことはなかった。……私たちはこれを正す重大な責任を感じるべきだ」。この三社の経営者や従業員の大部分を含めて、ほとんどの人がこの責任に同意し、実際にそれを受け入れるでしょう。

この責任は、いまや一〇億人に上る携帯電話ユーザーのうちの多くが子どもであることを、認めるところから始まります。子どもたちの社会的承認欲求を利用するにせよ、子どもたちの利用増大に影響を与える非常に効果的な間欠強化（毎回もらえる報酬よりも、たまにしかもらえない報酬のほうが熱中しやすく、そのため継続してしまう）のテクニックを使うにせよ、説得の原理の影響を本質的にほかの誰よりも受けやすいのが、最も若い人間なのです。現代の子どもたちは、心理学者のB・F・スキナーのハト（与えられた報酬に適応して自発的に行動するようになる）と同じように、報酬を得るための強化計画に組み込まれています。デザイナーはこのことを知っています。カジノも知っています。私たちはみな知るべきです。

次に、私たちはさまざまな媒体が、多様な子どもたちの注意、記憶、口頭および書記言語の発達におよぼすプラスとマイナスの影響を、中毒性も含めて理解するために、公正な長期的研究を支援し、行なう必要があります。印刷媒体と画面媒体に関する既存知識のいろいろな、ときに矛盾する断片をつなぎ合わせ、媒体それぞれが、社会経済的環境も年齢も認知力もさまざまな子どもたちの理想的な進路にどんな役割を果たすか、理解するよう努める必要があります。潮時は過ぎかけています。

あなたも私も、どうしようもない認知的不協和を覚えずに、一見矛盾する二つの考えを抱くことができます。私たちは、ある媒体が本質的に別の媒体より優れているとする二者択一のコミュニケーションのジレンマという考えでは、子どもたちの知的発達をとらえられないところまで来ています。ここまで私は、デジタル媒体のアフォーダンスがもたらしかねない弊害について警告してきました。それでも私は、今日までに実証されている以上の知恵をもってすれば、意のままになる媒体、機器、デジタルツールすべてを使いこなし、誕生から青年期までの子どもそれぞれにとって、いつ何がベストかを明らかにする助けになるように、科学とテクノロジーを結びつけることができると確信しています。

どちらか一方の側に固執するのはリスクが高すぎます。現実には、私たちは後もどりできないし、すべきではありません。そして考えなしに前に進むべきでもありません。その状況のなかで、私はヨーロッパE‐READネットワークやジョーン・ガンツ・クーニー・センター、マッカーサー基金によるプログラムの研究者のような人たちによって行なわれている研究が、デジタル媒体の長所と短所、およびそれが子どもたちの生活に与える影響をしっかり見つめていることに、おおいに勇気づけられています。彼らと同様に私も、自分たちの研究の真意は、「文章がどこから来ようと、表現されたものが紙面にあろうと画面にあろうと、学習を促す批判的探究の思考習慣とスキルを身につける」手助けをすることだと信じています。

発達中の読字脳にまつわる多くの問題に関する研究は、本質的に相矛盾して解決がつかないとして、私はよくこう訊かれます。「それでも、私たちはいま何をすべきなのでしょう?」。続く三通の手紙は、これらの複雑な問題をベースにして、現在の知識を前提に、赤ちゃんから一〇歳までの子どもたちの理想的な読む生活がどんなふうであってほしいと私が思っているか、イメージする体系的な試みです。そしてそのあと、少なからぬ人々を驚かすかもしれない、未来の読字脳へと跳躍するつもりです。

心をこめて、著者より

第六の手紙
紙とデジタルをどう両立させるか

真の障壁は……本は人の注意を求めて刺激的なマルチメディア製品と競い合うことさえできないということなのか？　現実と向き合おう。画面媒体は部屋のなかのゾウ、すなわち、誰の目にも見えているのに誰も口に出そうとしない重要な問題だ。二一世紀の子どもの読み書き能力を真に理解するには、この問題と向き合い、しっかり検討しなくてはならない。

——リサ・ガーンジーとマイケル・レヴィン

私たちがどう思おうと、本と画面はいまや密接な関係にある。このからみ合いと辛抱強く取り組まないかぎり、新しいテクノロジーが人々の読み方をどう変えるか、あるいは変えないのか、理解することはできない。

――アンドリュー・パイパー

親愛なる読者へ

子ども部屋は「事が起こる部屋」です。私が理想とする読む生活の最初の瞬間は、赤ん坊が大好きな人のひざの上で腕に抱かれているところから始まります。そこでの触れ合い、視線、そして読み聞かせをしてもらう経験が、この新しい穏やかな世界への最高の扉になります。赤ん坊が初めて言葉を発する前、読むことにまつわる最初の体験のけっして色あせないこの身体的側面が、ごく幼い脳のなかで、感じ――触覚と感情――の領域を、注意、記憶、知覚、そして言語の領域と結びつけるのです。

初期の脳の発達が、認知より前に感じの根底にあるネットワークに突出しているのは、おそらく偶然ではありません。記憶の保管場所としてよく知られている海馬のネットワークが形成される前に、隣の（記憶の感情面に関与する）扁桃体が神経ネットワークをつくり出す事実に、私はつねづね感動を覚えています。この事実は、ジークムント・フロイト、ジョン・ボウルビィ、メアリー・エインスワースなど、子どもの人生における初期の感情と愛着の深い重要性を強調した心理学史上の先駆者に、生理学が心から賛同することを示しています。

しかし赤ん坊が自分の考えをはっきり言えないからというだけでは、最初から言語を処理していないことにはなりません。スタニスラス・ドゥアンヌと妻で神経小児科医のギスレーヌ・ドゥアンヌ＝ランベルツは、とても興味深い研究のなかで、二歳児が母親の話すのを聞くときの脳の活性化を調べています。fMRIをとても心地よく改良したものを用いて、私たちが話を聞くときに使うのと同じ言語ネットワークが、幼児でも活性化されることを発見したのです。子どもの言語ネットワークは、発達の最初期の数カ月には、もっとはるかにゆっくり活性化していました。これは絶縁性の髄鞘《ずいしょう》（ミエリン鞘）形成が不十分なせいですが、それが発達すればすぐに、さまざまなネットワークのニューロン間伝達が増加し、加速するのです。このように、こちらの言うことを聞いているかもしれないと、ほとんどの人が漠然と感じる前から、赤ん坊は人間の声を聞くことと言語系を発達させることとを、驚くほど結びつけているのです。

親が子どもに、子どもだけに向けて、ゆっくり丹念に読み聞かせをするとき、しかも親子が互いに注意を集中させていたら、これらの領域にどれだけもっと多くのことが起こりうるか、考えてみましょう。この拍子抜けするほど簡単な行動が、非常に大きな貢献をします。一目瞭然に読字と関連性があるだけでなく、親と子がともに世代を超えた注意の共有をともなう交流をする時間をつくり、単語、文、そして概念について学び、さらには本とは何かを学びます。幼い子どもの注意への最も顕著な影響のひとつは、親が読み聞かせをするあいだに生じ、発展する、視線の共有に関係します。子どもは意識的に努力することなく、親や保育者が見ているものに視覚的注意を集中させることを覚えます。子ども自身の好奇心や探索行動は少しも減りません。哲学者のチャールズ・テイラーが言うように、「人間の言語学習にとって不可欠の条件は共同注意（対象に対する注意を他者と共有すること）であり」、彼をはじめ言語の個体発生を研究している人たちはこれを、人間進化の最も重要な特徴のひとつと考えています。

私たちはいま、親や保育者が子どもに読み聞かせをするとき、言語発達に何が起こるか、文字どおり見ることができます。シンシナチ小児病院医療センターの小児神経科医ジョン・ハットンとスコット・ホラントらによる新しい脳画像研究は、母親に読み聞かせをしてもらう幼い子どもの言語ネットワークの広範な活性化を、初めて視覚化しました。ハットンのグループは、幼い脳が物語を聞き、母親とともに大きい赤い犬や逃げる子ウサギやサルの身に起こるあらゆることに関心を示すとき、どれだけ活性化するかを示したのです。重大な変化は、言語を受容する面を支えて、単語の意味の学習を高める脳の領域だけでなく、言語学習の表出的側面を支えて、子どもが新しい単語と考えをはっきり表現できるようにする領域でも起こっています。

ひざのすき間で——最初の二年間

認知的観点と社会性と情動の観点の両方から、読む生活の最初の二年は、イングランドの神学者ノリッチのジュリアンの美しい説教「すべてがうまくいく、すべてがうまくいく、ありとあらゆることがうまくいく」のような子ども時代であってほしい、と私は思います。おわかりでしょうが、子どもに読み聞かせをするときは、すべてになんらかの価値があります。脳の読字回路のさまざまな要素に与えている利益に、終わりはないと言っていいでしょう。それぞれの要素は、子どもが読字を覚える前の五年間で、個別に発達させる必要があります。勇敢な機関車や元気なブタの本も、そしてもちろん『おやすみなさいおつきさま』のあらゆるページのどこかに隠れている小さなネズミも、子どもの世界の小さな住人を取り囲む多くの基本的概念について、なんらかの情報を伝える手助けをします。すべてが、生活や言葉の仕組みを覚えるように、幼い子どもを導きます。

子どもが言葉の仕組みを覚えるのに、これ以上良い方法はありません。私の研究の多くは、第二の手紙で情報の「表象」として説明したものに関係しており、それは読字脳の回路を構成するもののなかでも基本的な要素です。子どもに読み聞かせをするときは、話す言葉の響きや音素、書かれている言葉の文字や文字パターンの視覚的形態、話し言葉と書き言葉の意味など、回路のあらゆる要素にわたる複数の表象に、彼らを触れさせているのです。子どもが本を聞いたり、見たり、触ったり、嗅いだりするたびに、幼い脳はこの情報の再提示を記録します。幼い子があなたに、『ぼくにげちゃうよ』や『機関車トーマス』、やがては子ブタのオリビアや元気なマドレーヌの本を、繰り返し読んでくれとせがむとき、その情報との接触を次々と重ねているのであり、それがまさに、それらの表象すべてを強化し、統合するのです。

これは概念と言語の発達の材料です（数えきれないくらい何度も読んだあとには、何かほかのものの材料だと、あなたは考えるようになるかもしれませんが）。とにかく覚えておいてください。それは子どもがすでに知っている概念と言葉に貢献し、なおかつ次に来るものの基礎を築いているのです。そのような読み込まれたページのなかで類推的思考が形成され、言語発達が盛んになります。子どもに話しかけるとき、あなたは彼らを取り囲む言葉に触れさせています。すばらしいことです。一方、子どもに読み聞かせをするときは、彼らがほかの場所では聞かない言葉、周囲にいる人は誰も使わないような文に触れさせているのです。これは単なる本の語彙の話ではなく、物語や本の文法であり、韻文や戯れ歌や詩のリズムと頭韻の話です。それをこんなに楽しく見つけられる場所はほかにありません。

このような初期の経験――何よりもまず、人との交流とそれが触覚および感情とつながっていること、第二に、視線共有と優しい指さしによる注意共有の発達、第三に、魔法のように毎日同じページの同じ場所に再登場する、新しい言葉と新しい概念に日々触れること――すべてが読む生活の理想的な始まりになります。

読んでいるとき、からだはどう反応するか

ここで、さまざまな電子書籍をはじめとするデジタル機器なら、もっとはるかに楽にこなす言葉や概念の単純な反復からでも、もっと多くではないにしても同じくらいのことを、子どもは学べるのではないか、と疑問に思っている人もいるはずです。子ども部屋に「ゾウ」が現れました〔本章冒頭の引用文を参照〕。読む生活の第一段階の構想のなかで、あなたに考えてもらいたいいくつかのテーマの一番目です。

最も早い時期の読む経験をしっかり固定する特徴のうち、ひとつは物性であり、もうひとつは回帰性、つまり、どれだけ楽に前にもどって、例のいたずら好きのサルがやったことをもう一度経験できるか、です。幼い子どもにとっての画面には、物性も回帰もありません。アンドリュー・パイパーが『そこに本があった――電子時代の読書』に書いているように、「デジタルのページ……は偽物だ。実際にはそこにない」

物理的なページは、過小評価されている幼少期のペトリ皿〔培養器〕です。ページは繰り返し前にもどって認知し、言語に触れられる物的実体となり、そのおかげでページ上のイメージ

と概念に何度でも必要なだけ接することができて、それが子どもの背景知識の形成における最初の登録項目になるのです。私が子どもたちに望むのは、いつもなんとなく親近感のない代用品のような画面と出会う前に、本の物理的で実質的なそこにある状態を体験することです。文字どおりにも認知的にも、さっさと放任されてしまう幼い視聴者が大勢います――彼らをたえず楽しませる平らなものには、自分にだけ読み聞かせをしたり話しかけたりしてくれる、大好きな人のひざも声もありません。

アンドリュー・パイパーもナオミ・バロンも主張するように、読書は幼い子どもの脳の問題だけではありません。彼らの全身にかかわります。彼らは本を見て、嗅いで、聞いて、触るのです。親が物わかりがよくて寛大なら、本を味わうことさえします。ひざの上で見るのではない画面では、そうはいきません。ｉＰａｄを口に入れても同じことにはなりません。子どもは本を見て、聞いて、口に入れて、触ることで、ピアジェがいみじくも子どもの認知発達の感覚運動段階と命名した期間に、多感覚と言語を最高の形でつなげることができるのです。

第二に、ここ数年の発達心理学者による研究は、さまざまな機器のいわゆる付属機能を用いて育てられた子どもと、そうではない子どもとでは、二歳ころの言語の初期発達に差があることを示しています。言語入力のほとんどを人間から受け取る子どものほうが、言語能力の指数が高いのです。そのような結果は直観で理解できます。人間でないところから来る入力は、ちょっとよそよそしくて、一人の特別な子どもだけに目を向けているわけではありません。さらに、そのような外部ソースはどんなに興味をそそるとしても、幼児の視線や耳は、そこで言われていることや学んでいることにほとんど集中しません。幼い子どもの世界では、私たち人間のほうが重要なのです。それを証明する必要があるのは、ほとんど遺憾にさえ思えます。

しかし必要はあります。もっと正確には、幼少期のデジタル媒体の使用に関して、何が役に立ち、何が立たないかを証明する必要があるのです。たとえば、NPOのコモン・センス・メディアが行なった最近の調査で、この一〇年間に親は子どもにあまり読み聞かせをしなくなった、という心配な証拠が出ています。理由はさまざまで、昔からのものも新しいものもあります。理解していない赤ん坊に読み聞かせをするなどばかげた思いつきだと考え、驚きを隠さない若い新米の親はこれからも現れるでしょう。彼らはただ、自分たちが読み聞かせをしているあいだ、子どもがたくさんのことを学んでいると気づかないのです。画面上の「上手な読み手」とされる人に意識的または無意識に任せていて、読み聞かせをしない親もいます。とくに、親が英語以外の言語を話す場合はそうなります。後者の親は、バイリンガルまたはマルチリンガルの子どもに、自分自身の言語で読み聞かせることがいかに大事か、気づいていないのでしょう。そして、タブレットが子どもの最新かつ最も効果的なおしゃぶりになっているいま、扱いの楽な最新のベビーシッターが自分の代わりにやってくれるから、多忙をきわめた一日の終わりに、子どもに読み聞かせをしない親もいるでしょう。

理由はどうあれ、この親子読書の減少は明らかになっていますが、のちの読解力発達にとっての重要性に関する研究は蓄積されています。四〇年以上前から、のちの読解力達成度の最も重要な予測因子のひとつは、親が子どもに読み聞かせをする量です。いまでは、親に読み聞かせを強く勧めるすばらしい取り組みが世界中に相次いで生まれています。たとえば、小児科医のバリー・ズッカーマンとペリ・クラスが始めた、アメリカの小児科医による大成功のリーチ・アウト・アンド・リード・キャンペーン、イタリアのボーン・トゥ・リード・プロジェクト、カリフォルニアと中国で成功しているジュディ・コッホのブリング・ミー・ア・ブック・プログラムがあります。

リーチ・アウト・アンド・リードのアプローチは、十分な研究に裏打ちされています。一緒に読むことについて小児科医が指導し、乳幼児健診のたびに適した本を二、三冊手渡すだけで、親の子どもへの読み聞かせのパターン全体がどれだけ変わるか、実証されているのです。アプリではなく、本です。バリー・ズッカーマンとジェニー・ラデスキーらが、小児科医と親のためのガイドラインに詳述しているように、アプリや電子書籍ではなく物理的な本が、対話式読書の育成にとって最高の基盤です。対話式読書では親と子が、言語と関与を確立する一種の双方向コミュニケーション・ループをつくり上げます。ハットンの脳画像データは、この形式の読書が幼少期に発達する言語領域に重要な影響をもたらすことを実証しています。

つまり、子どもが二歳になる前、私の理想の読む世界の初期には、デジタル機器との接触は限定的なものだけにするべきです。ぬいぐるみがあるのと同じように、デジタル機器があってもかまいません。禁止することも、ごほうびとして使うことも控えましょう。何年も前、テレビが子どもに与える影響がおおいに心配されていたころ、私の家族は二歳のデイヴィッドが見すぎていることに気づいて、テレビを「禁止」しました。非難されるべきは彼ではなく、私でした。家庭と仕事のバランスを取ろうとして、私は家に帰ると無意識に、テレビをおしゃぶり代わりに使っていたのです。いまの多くの親がタッチスクリーンの装置でやっているのと同じです。この事態を修正するため、デイヴィッドがよちよち歩きのときから一〇歳まで、わが家にはテレビがありませんでした。一〇歳になるまでには、たぶん予想どおり、彼はテレビよりも近所のほかの子どもたちのほうがずっと楽しいと思うようになっていました。ほかの子どもには、五歳までテレビを見ていた兄のベンも含まれています。

私としては、ここで学んだ教訓を誇張したくはありません。子どもたちには個人的な差がいろいろありますが、私たちはみなアダムとイブの子孫です。人間は老いも若きも、禁断の果実のことで頭がいっぱいになる傾向があり、ときにそれを神秘化し、欲望の対象にするにいたります。幼い子どもとデジタル世界について、すでに目の前にある以上の複雑さは必要ありません。

二歳前の乳幼児にとってのデジタル機器が、子ども部屋の棚に乗っているたくさんのぬいぐるみのクマのひとつではあっても、けっしてお気に入りにはならない、常識的なバランスが実現可能だと、私は考えたいのです。二歳になる前に、本や印刷物と人間的・物理的に交流することが、口頭・書記言語と身についた知識の世界に通じる最善の入り口であり、のちの読字回路の基礎となります。

二歳から五歳まで——言語と思考がともに飛び立つとき

神が人間をつくったのは物語を愛しているからだ。
——エリ・ヴィーゼル

私が理想とする世界の子どもたちは、二歳から五歳までの短い期間に、物語、小さい本、大きい本、何気ない言葉、あらゆる言葉、文字、数字、色、クレヨン、音楽——たくさんの音楽！——そして創造性、コミュニケーション能力、屋内外での物理的探索を引き出す、ありとあらゆるものに囲まれています。音楽教育も、スポーツや遊びのようなさまざまな形の身体的訓練も、子どもたちが注意を集中することの厳しさと報いの両方を学ぶ助けになります。理想的な読み手予備軍がみな、音楽家やスポーツ選手になるわけではないでしょうが、私は彼らには小さな認知地図製作者になってほしいと思います。彼らが自分の世界の新しい領域を探検するたびに、背景知識の宝庫や増えていく言葉の経験に、新たな材料が提供されるのです。

子どもたちには最大限の安全な範囲を探検してほしいと思いますが、多くの親にとって、それは言うほど単純な話ではありません。ジョー・フロストの調査は、子どもたちの活動範囲は一九七〇年から九〇パーセント縮まっていることを明かしています。その理由はたくさんありますが、それでも子どもたちは物語を聞くたび、歌を歌うたび、遊ぶたび、韻文やジョークが何度も繰り返されるたび、そして探検に成功したり失敗したりするたびに、内面の背景知識を築き上げていくのです。子どもたちの生活の範囲を広げる方法はたくさんあります。

たとえば、私なら親や保育者に、生まれてからの二年と同じように子どもに毎日読み聞かせをし、毎晩物語を読むことを儀式化してもらいます。これは子どもが想像のなかで、自分が住むところからとても遠く離れた場所を旅する方法であるだけでなく、のちに学校生活で何度も再登場する、物語やおとぎ話の概要に慣れ親しむ方法でもあります。子どもに自分たちの文化への準備をさせ、生涯の教訓を教える物語です。ヒーローや悪党や尊敬されるプリンセスになるとはどういうことか、他人に親切にするとはどういうことか、誰かがずるくて不当なことをするときどう感じるか。あらゆる文化に見られる普遍の道徳律は、物語で始まるのです。

実際、私たち人間は物語を話す種《しゅ》です。ジョナサン・ゴットシャルは魅力的な著書『物語を話す動物――いかに物語は私たちを人間にするのか』で文学的な観点から、物語は子どもたちが、というか私たちだれもが、「種としての成功にとって昔もいまもきわめて重要なたぐいの難題に反応する練習」として役立つ、という仮説を立てています。そのような考えは、認知科学者のスティーヴン・ピンカーも考えたことの延長です。ピンカーの主張によると、物語は、人が頭に入れておくブリッジやチェスの戦略と同じように、似たような人生の困難にぶつかったとき、それを解決するための戦略で武装して立ち向かうのを助けるのです。

そのとおり。小説が大人の読字脳回路に共感や視点取得の新しい道を提供するのと同じように、子ども時代の物語は何よりも、遠く離れた場所の、またはちがう大陸の、あるいは何世紀も隔たった、ほかの人々やとても愛らしい動物たちの視点を学ぶための土台になります。カバのマーサがジョージを慰めるたびに、かわいいゾウのホートンが明らかにちがう誰かの卵をかえすのを手伝おうとするたびに、幼い少女や少年やスニーチたちが、どんなに一生懸命努力しても、ほかのみんなと似ていないからという理由で傷ついたり拒まれたりするたびに、共感が育まれます。このような物語で学ばれる共感は、子ども時代の世界を広げ、本質的な人間の価値、「他者」との親近感と共感を教えます。

ここでは、水面下ではるかに多くのことが進行しています。他人が感じたり考えたりしていることを理解しようとするとき、感情と認知の両方が興奮することを示す神経科学者の研究と同様、共感は子どもにとって、思いやりをもって知ること、あるいは哲学者のマーサ・ヌスバウムが「思いやりある想像」と呼んだもののプラットフォームです。子ども時代の物語がずっと残すものは、物語が紡ぐ魔法で始まるかもしれませんが、そこで教えられた「他者」の理解は一生涯にわたって続き、運がよければ、地球を共有している仲間たちを次世代がどう扱うかに影響します。ここで、フランク・ハケムルダーの言う人間の発達のモラル実験室が始まるのです。

ガマノコシカケと物語の秘密の言葉

ここから道徳の基礎が始まるのと同じように、子どもがほかでは聞かないような言葉の学習の基礎も始まります。親が子どもに物語を読み聞かせるときはたいてい、無意識に新しい言葉をページから飛び出させます。反射的に言葉を伸ばしたり、勢いをつけたりするのです。「むかしむかしあるところに、光がまったく入らず、生きものは一匹も出てこられない、暗い魔法の森がありました。この長くのろわれた場所の、とても大きなとても珍しいガマノコシカケの下に、とても小さなとても恥ずかしがりのガマガエルが住んでいました。ガマノコシカケはしゃべるのです！　毎晩ガマノコシカケはガマガエルに秘密をささやき、毎朝ガマガエルはその秘密をすべて、むなしく思いを寄せる悲しみのプリンセスに話しました」

親はふつう、こんなにたくさんの記述形容詞や前置詞句や節の入った文をつくりませんし、「魔法の」とか「長くのろわれた」とか「むなしく」のような言葉はなおさら使いません。ほかの場所では見られない、物語の秘密の言葉なのです。物語はわくわくぞくぞくするような「むかしむかしあるところに」で始まり、いつのまにかみんなの口頭言語と書記言語のさまざまな要素――たとえば意味的知識（ほかのどこでキノコをガマノコシカケと呼ぶでしょう？）、構文、さらには音韻体系――を発達させます。

児童言語学者はみな知っている秘密ですが、誰でも子どもに話しかけているとき、言葉の音素をとてもはっきり発音します。母親言葉とは、この五〇年で最も活発かつ有力な児童言語学者の一人、ジーン・バーコ・グリーソンが長年使っている用語です。彼女はこの用語を、みんなが幼い子どもに話しかけるときに、発音を誇張し、言葉を伸ばし、さらには声を高くする様子を表現するのに用いています。「みんな」には、小さな兄や姉も含まれます。

私の五歳の息子ベンが、二歳の弟デイヴィッドに、「うんち（プー）」と「おしっこ（ピー）」と言うことの喜びを、できるかぎりたくさんの方法で何度も手ほどきしていたことを、私はけっして忘れません。二人は、三角窓の下の人目につかない小さなくぼみに、一緒にすわっていました。そこなら見とがめられないと思っていたのです。けれども、二人が「プープー」と「ピーピー」を突拍子もない形につなぎ合わせて、無意味な言葉を次々に発しては、互いにおもしろがっている声は聞こえました。彼らにとって、言ってはいけないと思っている言葉を、考えつくかぎりのものと韻を踏ませて繰り返す、最高の喜びの瞬間でした。ベンとデイヴィッドはそのすべてを私がテープに録音していたことを知りませんでしたし、ベンは自分の排泄物に関する韻が、弟にとって音素認識のすばらしい授業になっていることに気づいていませんでした。

子どもの音素についての暗黙知と、後年の読解力との関係にかかわる研究はよく知られています。語彙の知識と後年の読解の関係に似ています。あまり知られていませんが、イギリス人専門家によるもっと古い研究が、童謡『マザーグース』の韻は、子どもが言葉の音素に注意を集中するようになるための最適の準備であることを示しています。「リトル・ミス・マフェット」であれ「ヒッコリー、ディッコリー、ドック」であれ、頭韻を踏む最初の音か、脚韻を踏む最後の音に注意を向けるうちに、研究者が音素認識と呼ぶものが、子ども一人ひとりのなかで気づかないうちに静かに発達しているのです――ベンとデイヴィッドの秘密の隠れ家でも同じことが起こり、その場所を彼らは完璧なpの頭韻を踏んで「プー・プー・ピー・ピー・プレース」と呼んでいました。

同じことが音楽でも起こることを、私たちは発見しました。キャシー・モリッツ、音楽神経学者のアニルード・パテル、オラ・オゼルノフ＝パルチク、その他タフツ大学のグループによる研究によって、音楽のリズムは言語の音声の発達、つまり後年の読解力の発達でとても重要な音素そのものの発達と、特別な関係にあることが明らかになったのです。

音楽のリズムと言語の韻は、音素以上の貢献をします。三歳児に読み聞かせをするとき、何が起こるかを考えましょう。あなたは無意識に、よりはっきりと、より意図的に話し始めます。そのプロセスで、あなたの声の韻律曲線、あるいは旋律輪郭が、言葉の意味を子どもに伝えるのに役立ちます。あなたは普段の声の音域を変えて、ちがう人になります。子どもに読み聞かせをするあなたは、考えることもなく、読字回路の多くの重要なパーツ——単語の最小の音、edやerのような形態素、単語の意味、文中でいろいろな意味に単語を使える用法——の発達を、自然に加速させているのです。これらの知識源はすべて、言葉が話や物語のなかでどう機能するかを子どもに教えます。

しかし、着実に発達しているのは構成要素だけで、接続された読字回路全体ではないことに、注意してください。本物のジャン＝ポール・サルトルや『アラバマ物語』の架空の少女スカウトのように異常なほど早熟でないかぎり、子どもたちはもっとずっとあとまで、読むためにこれらの要素をつなげることを覚えませんし、その必要もありません。私の理想とする物事の順序では、生理学的あるいは心理学的に、そうするように追い込まれることもありません！（もし興味をかき立てられたのなら、このテーマについて『プルーストとイカ』の私の熱弁としか呼べないようなものを参照してください）。

画面モードに設定されてしまう前に

親は子どもが家庭や幼稚園にいる時間について、どうするべきなのでしょう？　その環境では彼らはデジタル機器に囲まれ、「休み時間」は彼らに何も求めない、つねに刺激してくる娯楽でいっぱいになりつつあります。子どもたちが夢中になる時間、つまり想像力さえあれば衣装ダンスの扉が別世界への入り口になり、幼稚園の園庭が小惑星の跡がついた月面になるような時間を、守る動きがあったらいいのにと私は思います。子ども時代にそういう空間と時間をつくりだすために、デジタル機器への接触はいまよりもっと少しずつ、もっと意図的に導入しなくてはなりません。そのような媒体は、テレビや音楽システムのような背景環境のひとつではあっても、二歳から五歳までのとても短い期間で利用できる空き時間すべてを費やすほどのものではないととらえるように、子どもたちは手助けされるべきです。

言うは易く、行うは難し。私たちはみな強迫観念の生きものであり、子どもはなおさらそうです。彼らは自分の注意をとらえるもの何にでも夢中になり、画面ほど効果的に注意を引きつけるものは、めったにありません。動いたりざわついたりして、ふだんは闘争か逃走のためのホルモンに、子どもの感覚を浸すのです。この発達期間に関して私がとくに不安なのは、幼少期のこの数年の日々を何がつくり上げるかに、私たちが——親および文化として——注意を払わなければ、子どもたちと彼らの習慣は画面モードに設定されてしまうことです。

つなぐべきか、つながざるべきか——問題は、どれを、いつ

親が向き合うべき最初の難題は、発達の観点から適切なデジタルコンテンツとはどういうもので、子どもはデジタル機器をどれくらいの時間使うべきなのか、です。どのアプリ、どの機能、どの機器を、いつ導入するのが子どもそれぞれにとって最善なのか、答えを見つけるのはとても難しいことです。新米の親にとって「アプリの未開拓の領域《ワイルド・ウエスト》」との初めての出会いは、けっして単純ではありません。ｉＰｈｏｎｅ向けだけでも一〇〇万を優に超えるアプリがあり、そのうち数千が「発育に役立つ」とか「教育用」などと呼ばれている、とリサ・ガーンジーとマイケル・レヴィンの包括的な調査が示しています。自称教育アプリのほとんどは、ちっとも教育的ではなく、二歳から五歳の読み書き予備能力、あるいは読み書きの前段階を促

進するという目的をうたっているもののなかで、企画のどこかにリテラシーの専門家がかかわっている製品は、ほんのわずかです。

近著で要約されているとおり、ガーンジーとレヴィンの賢明な忠告は、親はアプリを購入する前に、必ず三つのC——Child（子ども）、Content（内容）、Context（状況）——を考えて、増え続ける商品を親が評価するのを助けるウェブサイトで調べなさい、ということです。これに私はつけ加えたいと思います。親がこのプロセスを苦労せず楽しく始めるには、とにかく新しいアプリを導入したあと最初の数分間、子どもと一緒に遊びましょう。子どもはすぐに自分で遊べるようになり、親は同じくらいすぐに、そのアプリが魅力的で子どもが時間を費やす価値があるかどうか、知ることができます。私は「ヘリコプター・ペアレント」〔子供につきまとう過干渉・過保護な親〕現象の新たな次元を示しているわけではありませんし、二歳から五歳までのアプリはすべて「教育的」でなくてはならないと言っているわけでもありません。そうではなくて、親にとって大切なのは、子どもそれぞれの想像力を引きつけるのは何か、年齢によって異なる子どもの特徴を発達させるのは何か、そしてただのくだらないものは何かを、子どもと一緒に知ることです。そして子どもにこの媒体を、庭や公園と同じように、ただし同じ時間はかけずに、探検させるべきなのです！

いつ、どれだけの時間、に関して私の希望は、親がアプリとデジタルの「オモチャ」を比較的短い時間だけ探検するべきものとして導入し、その時間を幼少期には少しずつ増やすことです。キャサリン・シュタイナー＝アデアがもっと詳細に論じているように、二歳ないし三歳児は、一日数分から半時間まで増えてもかまいませんが、もう少し年長の子どもの場合、もっと時間が増えても一日二時間以上が許されるケースはまれです。ところが現実には、多くの子どもたちは幼稚園のような公式の学習環境に参加しており、そこでたいてい日中にさまざまなデジタル機器を利用できます。最新の統計によると、この年齢層の幼い子どもたちは、すでに平均で一日四時間以上、画面を見ています。

かなり短い最大二時間という、私が推奨する家庭での許容時間を実現する魔法の公式はなく、子どもたちのあいだにも個人差があるでしょう。私が求めるのは、日中は子ども向けの遊びとスキンシップの時間が確保され、夜にはお話と物理的な本の儀式が優先されることです。子どもの一日のうち、合わせて四時間以上をデジタル機器に費やせば、私が求めることを実現するのは容易でなくなり、実際に、子どもの自由な遊びか、親と一緒にお話の本を読むことか、どちらかが減ることになるでしょう。ペースがウサギよりカメに近い本物の本ならなおさらです。

後者に関する新しい研究があります。親が電子書籍で子どもと物語を読むとき、親子の交流はしばしば、物語の内容や言葉や考えよりむしろ電子書籍の機械的でゲームのような要素に集中する、と述べる発達研究者が増えつつあります。ほとんどの親は、就学前の子どもに物理的な本を読み聞かせるときのほうが、うまく言語能力を育み、概念を明確にするのを手助けしているのです。一部の研究者が警告するように、電子書籍のフォーマットそのものが、「お話の本の読み聞かせを、読み始める前に変えて」しまい、子どもの理解力などにマイナスの影響をおよぼすおそれがあります。アドリアナ・ブスは長年、親と一緒にお話の本を読むことに関する調査を行なっています。彼女の最近の研究は、インタラクティブなデジタル書籍が子どもの語彙や物語の内容を理解する能力に、相対的にマイナスの影響をおよぼすことを実証していいます。しかし彼女は、ごく最近、重要な注意も発しています。親が積極的にインタラクティブなデジタルフォーマットで子どもの語彙をサポートすると、よりプラスの影響が現れる可能性もあるのです。

よりプラスの影響を期待できる方向性には、画面と印刷の中間にあって、親と子の人間どうしの交流を意図して設計されるデジタル様式が関与します。ＴｉｎｋＲＢｏｏｋは、ＭＩＴメディア・ラボのパーソナル・ロボット・グループのシンシア・ブリジールが、博士課程の学生アンジェラ・チャンとともにつくった研究ツールです。このツールの中心は、「原文加工能力」と呼ばれる設計原理で、子どもが、……そう、文章をいじることができるものです。たとえば、子どもが画面上の単語をタッチすると、その単語が話される（実を言うと録音された私の声です）のが聞こえたり、視覚的イメージ（たとえばアヒル）が見えたりして、その行動（たとえば卵からかえる）や特徴（たとえば羽の色が変わる）に影響します。文章とインタラクティブにやり取りするうちに、子どもは物語の話全体を変えることができます。研究者たちは、親がＴｉｎｋＲＢｏｏｋのインタラクティブ性を、概念を詳しく説明して語彙を増やすためのベースとして利用できることを明らかにしましたが、このような双方向性は、現在入手できる子ども向け電子書籍の大半に浴びせられる最も重要な批判でもあります。

そうした批判の根拠のひとつは、親が子どもと電子書籍を読むだけでは不十分であること、もうひとつは、親が電子書籍を理由に読み聞かせをやめてしまうことです。たとえば、現在の多くのインタラクティブなお話の本の魅力的な特徴のひとつは、「読んで聞かせて」のオプションです。この特徴はたいていの場合、非常に好ましい要素ですが、いちばん必要とされる発達の時期に、子どもに読み聞かせするのをやめてしまう親もいるようです。親は自分が読む必要はあまりないと感じるか、あるいは、この機能が町いちばんのベビーシッターだと思ってしまいます。その結果心配なことに、幼い子どもたちは読むというのが何なのかについて、認知力を積極的に使って理解することがずっと少なくなります。子どもが電子書籍を別の形の娯楽としてとらえると、私たちが促進したい注意と熟考の読みのプロセスが、受け身な態度によって台無しになるおそれがあります。「使わなければダメになる」のあまりに早すぎる例です。そのような結果は予期せぬものであり、創造的な電子書籍やアプリのデザイナーの頭にあることとも、親が望むこととも、正反対でしょう。

とはいえ、屋内外で本とタブレットに親しんでいるようで、両方の媒体を使って成長する子どもたちみんなに、注目することが重要です。そういう子どもの場合、ここで提示されている懸念の根拠があまりなく、望ましいバランスを見つけているのです。実際、ほとんどのデジタルのデザイナーや研究者だけでなく、未就学児の親も求めているバランスの中心となるべきは、活発で好奇心旺盛な子どもの心を形成することです。私たちはみな、未知のことも多い成熟したデジタル文化への移行の舵取りをしているところです。これは移行の本質です。重要なのは、わかっていることを参照せずに、前によろめいたり、後ろにもどったりしないことです。それを心にとめて、シンシア・ブリジールと私は現在、ＴｉｎｋＲＢｏｏｋや社会性の高いロボットなど、いくつかのプロジェクトで異なる観点から協力し、対話式の読書のように、言語学習やほかの読字の予備段階を促すことができるデジタル機能を、とくにまったく異なる環境で育ち、本や教師や学校がそばにない子どもたちのために設計できるのか、確かめようとしています。

将来の準備

子ども部屋はすべての子どもにとって「事が起きる部屋」ではありません。言語学的に恵まれている家庭の出身ではなく、デジタル機器を利用する手段が存在しない子どもはたくさんいます。もともとMITメディア・ラボのニコラス・ネグロポンテの努力によって資金を得て、シンシア・ブリジールと私が世界的な読み書き能力への取り組みの立ち上げに協力し、それが最終的に同僚のティンスレー・ガリアン、ステファニー・ゴットヴァルト、ロビン・モリスによる「キュリオス・ラーニング」になりました。私たちはともに、学校がない場所や教師のなり手があまりいない場所の子どもたちに向けて、口頭言語の学習と読字の予備段階の両方のために慎重に管理・設計されたアプリを搭載した、デジタル・タブレットの効力を研究しています。たとえば私たちの南アフリカの現場では、教師がたった一人の教室に六〇人から一〇〇人の子どもがいます。研究はエチオピアの村で始まり、アフリカ、インド、オーストラリア、中南米での試験的展開に拡大しています。ごく最近、私たちの本拠地であるアメリカの南部の農村部で、未就学児の研究を始めました。

前の手紙に書いたデジタル機器での学習に関する警告は、読み書きする前の子どもたちの世界的および局地的研究にとって有益な情報になっており、逆も同様です。何が子どもたちを引きつけ、ほぼ独力で読み方を覚えるのを助けるかは、あらゆる子どもの読み書き能力の初期発達に対する理解を深めます。私たちは将来的に、デジタル媒体が認知に与える影響の研究を、バークレーのマーティ・ハーストのような研究者による、人間とテクノロジーのインターフェースが子どもの読字学習の促進に果たす役割に関する研究と結びつけたいと考えています。とくに、多様な学習者である子どもたちや、逆境に生きる子どもたちの研究に関心があります。UCLAのカローラとマルセロ・スアレス＝オロスコによる進行中の研究は、マルチメディアによる物語は学ばなくてはならない新しい言語を教えるだけでなく、私たちの文化の重要な要素を伝えることができるので、それが非常にためになる移民の子どもがわが国に増えていることを示唆しています。私たちは関連する研究すべてをつなぎ始めたばかりですが、共通の目標は、国連の持続可能な開発目標が世界中の子どもたちの基本的人権と呼んでいるもの、すなわち読み書きができる市民になることへの貢献なのです。そうなれば彼らの集団的潜在能力が、貧困の様相と何千万という将来の子どもたちの活動範囲を変えるでしょう。

急ぎすぎないで

乳児から五歳までの期間についてここで説明した原理や警告は、世界の多くの子どもたちにとって有益だと、私は思いたいです。しかし子どもたちの生活には根本的なちがいがあって、特定の環境にもとづくものもあれば、それぞれの個性によるものもあります。たとえば、私たちにわかっていることを世界の読み書きできない子どもたちにどう当てはめるか、これは今世紀最大の難題のひとつです。多様な学習者を助けるのにデジタル機器の魅力的な面をどう利用するかを理解することも、教育の研究におけるきついけれども重要性を増している目標です。しかし、それほどドラマチックでない課題も、すぐ目の前にあります。

この手紙を、半分おかしくて半分悲しい、全体として謙虚な気持ちになる物語で締めくくりたいと思います。つい先ごろ、愛情あふれるとても教養のある親が、緊張した様子で、長子に検査を受けさせるために私の研究センターにやってきました。第二子であるとても小さな生後五、六カ月の赤ちゃんと一緒に待合室にすわっているとき、彼女は私に、子どもへの読み聞かせの重要性について私が書いたものをすべて読んだ、と話してくれました。私は興味津々で、彼女のそばの床に置かれたとても大きなバッグに目をやりました。本がたくさん入っていました。母親はそんな私をちらりと見て、すぐに赤ちゃんをひざの上に下ろし、読み聞かせを始めました。バッグのなかのたくさんのドクター・スースの本の一冊を、かなり高い声で、ものすごく速く読んでいく彼女は、その本の三〇ページをすべて読み終えるつもりに見えました――その意図は赤ちゃんを含めてみんなにはっきりわかりました。二分とたたないうちに赤ちゃんはもぞもぞし始め、三分後には泣き出し、両手を突きだして無駄に抵抗しました。四分後、彼女は私たちの目の前で具合が悪くなりました。この善意のミレニアル世代の母親は、できるだけ頻繁にたくさん子どもに読み聞かせをすることが自分の務めだと思っているようで、それをやめさせることはできそうもありません。私は読み聞かせ恐竜をつくり出していたのです。

私はできるだけ穏やかに、子どもに読み聞かせをするたびに、本をすべて、物語をすべて、読む必要はないのだと話しました。子どもそれぞれが対処できるだけの量を、対処できるだけの速度で読むのが良いのです。それに、ドクター・スースの本はもう少し年長の子ども向けで、あなたの赤ちゃんには言葉が少しの簡単な絵本が役に立ちますよ。

そのとき言っておけばよかったと思うことを、いまあなたにも言います。自分のなかの母親や父親、あるいは祖母や祖父を信用してください。その人は、生まれたばかりの小さい子どもに、何をどう読み聞かせるでしょう？　チャールズ・テイラーが書いているように、注意の共有は世代を次世代とつなぐすばらしい言葉のダンスの始まりなのです。それは強制された注意ではありません。読み書き能力発達に関する研究を知るのはとても良いことです。自分自身の子どもの何に注意を向けるべきかを知ることは、どんな媒体やどんなアプローチについても、私に言える――あるいは書ける――どんなことより大切です。

私たちみんなが学ぶべきことはたくさんあります。それはとくに、幼稚園に入ろうとしている子どもに言えることです。

警告——予想どおりにはいきません。

心をこめて、著者より

第七の手紙
読み方を教える

ちょっとした科学が助けにならないものはない。親と教育者は、読字が子どもの脳の何を変えるかを、もっとよく理解するにちがいない。……この回路の知識が増えることで、教師の仕事が大幅に合理化されると、私は確信している。

——スタニスラス・ドゥアンヌ

私たちはスースから何を学ぶのか？　もちろん、登場する言葉と絵の喜びだが、誰もがもちたいと思う最高の人間的価値、すなわち勇気、決断力、我慢強さ、地球への畏敬、好戦的風潮への疑念、想像力の根本的価値も学ぶ。だからこそ幼少期の読書は重要なのだ。

——マイケル・ディルダ

親愛なる読者へ

五歳から一〇歳までのあいだに、世界中の子どもたちは読むことを覚え始め、若い日々のなかで最もわくわくする学びの冒険へと突入します。ウィリアム・ジェイムズの適切な説明によると、「読むことを学ぶ子どもたちは……ひな鳥と同じくらい難なく、まったく新しい世界へと飛び立つ」。ディノトピアやナルニアやホグワーツへと向かう道の、最初の停留所なのです。途中、彼らはドラゴンからいじめっ子まで、ありとあらゆるモンスターと闘い、ありとあらゆる「他者」を見つけ、ヒーローに夢中になったり、気絶しないと誓ったりします。しかし何より、彼らは自分の机や椅子やベッドを離れて、自分が誰になれるかを知るのです。ビリー・コリンズがすばらしい詩「十《とお》になる」に書いているように、彼は四歳のときはアラビアの魔法使い、七歳のときには勇敢な兵士、九歳では王子になりました。

しかし現実がこうではない子どもも、非常にたくさんいます。そういう子どもたちにとって幼稚園に入ることは、ほかのほとんどの人は見ない繰り返す悪夢の始まりです。どちらのシナリオを経験するかによって、子どもは幻のアメリカン・ドリームに挑戦するか、しないか、分かれていきます。そして社会のあらゆる人々に広範囲に影響がおよびます。

アメリカの子どもたちにどれだけの読解力があるかを示す国内外の指標はすべて、国は裕福であるにもかかわらず、大勢が落第していて、多くの国の子どもにもかなり後れを取っていることを示しています。このことが子どもたちや国にとってどういう兆候なのか、私たちは無視できません。自分に子どもがいてもいなくても知るべき事実があり、さらに重要なこととして、この国の子どもたちの将来性を取りもどすために私たちだれもにできることがあります。

具体的には、最近の国の通知表（全国教育進度調査）は、アメリカの小学四年生の子どもの三分の二は「堪能」レベルではない、つまりすらすらと十分に理解して読んでいないことを示しています。もっと厳しく言えば、二一世紀のアメリカの子どものうち、将来の学習を左右するまさにその年齢に、十分な理解とスピードで読んでいるのは三分の一だけなのです。小学四年生は、読み方を覚えてから、読み方を使って考えたり学んだりできるようになるために、越えなくてはならない難しい境界線上にあります。

もっと気がかりなのは、アフリカ系アメリカ人やラテンアメリカ系住民の子どもの半分近くが、四年生で堪能どころか「基本」レベルの読みもできないことです。つまり、自分が読んでいるものを理解できるほど解読していないということであり、算数その他の教科を含め、これから先に学ぶべきほぼすべてのことに影響します。私はこの期間を「アメリカの教育における消滅の穴」と呼んでいます。なぜなら、この期間が終わる前にすらすら読めるようにならなければ、教育上の目的からすると、子どもたちは消えるからです。実際、そういう子どもたちの多くは途中で落ちこぼれ、大人になって夢をかなえる希望はほぼなくなります。

アメリカ各州の刑務局はこのことをよく知っています。その多くが、将来的に必要になる刑務所のベッド数を、三年生または四年生の読解力の統計をもとに見積もっているのです。元CEOで慈善家のシンシア・コレッティが書いているとおり、四年生の読解レベルと学校での落ちこぼれの関係は、苦々しいけれど重要な発見です。これほど大勢の子どもたちが学校で標準よりかなり低い成績を取っているなら、わが国は世界経済トップの地位を維持できない、と彼女は強く主張します。コレッティの結論を強調するように、外交問題評議会は報告書のなかで、「人口のかなりの割合が無教育であることは、物理的に自衛し、機密情報を守り、外交を行ない、経済を成長させるアメリカの能力を損なう」と、はっきり述べています。

読みが堪能レベルに達していてはじめて、個人はその先、高度な読むスキルを発達させて応用できるようになり、それがわが国の知的、社会的、身体的、経済的健康を保ちます。将来のアメリカ市民を支えるべき三分の二が、それに近づいてさえいないのです。

どこから始めるか

このような子どもたちにとって、生まれてから学校に上がる前の五年間が、私が前の手紙で説明した理想的な生活とは似ても似つかないのです。引用するのも嫌なのですが、恵まれない家庭の子どもたちが自分たちの環境では耳にしない言葉の例が三〇〇〇万以上もあることや、四、五歳になる前に読み聞かせてもらうことはおろか、見ることさえない本や文字がどれだけあるかを、新旧の研究が実証しています。子どもたちの初期の言語および認知の発達には、文字どおりお金がものを言うことを、シカゴ大学の経済学者ジェームズ・ヘックマンらによる広範な分析が示しています。簡単に言うと、子どもの人生の最初の数年に投資するお金は、生涯のほかのどの時期よりも、一ドル当たりたくさんの利益を生むのです。発達中の子どもに関するさまざまな種類の研究すべてが示唆することは、はっきりと理解できます。すなわち、何百万人もの子どもたちの人生で最初に生じた言語と学習の大きな格差が固定してしまう前に、社会は高度な訓練を受けた専門家による、より包括的な幼少期プログラムに投資する必要があるのです。

補足――ハーバード大学・教育学大学院の言語学者ノニー・ルソーは、格差《ギャップ》という用語を認めていません。なぜなら、埋めさえすればよくて、それで私たちの仕事は終わりだと思わせるからです。彼女の言うとおりです。生まれてから最初の五年に十分な扱いを受けなかった子どもの大半は、次の五年間も、そしてその次の五年間も、成績が標準を下回り、その後ずっと十分な扱いを受けない状態が続きます——方程式全体を変えないかぎりは。つまり、〇歳から五歳までの期間、人生の最初の二〇〇〇日、これまで論じてきたように読字回路の構成要素がつくられる期間を、概念化し直す必要があります。そして幼稚園から五年生までの期間、第二の二〇〇〇日間を、考え直す必要があります。この手紙のテーマであるこの期間は、その後の人生の基礎を築くようなかたちで、読んだり考えたりすることを子どもたちが覚える時期です。この期間中に、バトンは正式に学校に渡されます。子どもたちが全員、社会に貢献するメンバーとしての潜在能力を発揮できるように、学校で投資するべきことが三つあります。入学当初から総合的な継続評価をすること。十分な情報にもとづいた優れた教え方すること。教師全員が全学年をとおして、組織的に読字と言語のスキルの発達に重点を置くこと。それぞれに異なる形式の投資が必要です。

子どもたちに何が必要かを見つける

子どもが幼稚園の扉の内側に足を踏み入れるときには、その体の大きさも、能力も、言語も、方言も、文化もさまざまです。学校の最初の仕事は、誰が学ぶ用意ができていて、誰ができていないか、そしてそれをどうするか、答えを見つけることです。就学前に良質な経験をしていないために、言語発達など読字の予備段階で後れを取っている可能性のある子どもたちに何が必要か、学校はまさに初日から評価できなくてはなりません。そして二日目から、就学前に良質な経験をしている子どもたちが、正式に読み方を教わる前にとくに注意を必要とする強みや弱みをもっているかどうか、教師は知る必要があります。次に起こることにかかわる全員が、確立された古い研究だけでなく、重要な新しい研究も意識する必要があります。そのどちらも、多くの学校では十分に知られていないか、実践されていません。

刺激的な新しい研究が、学校の最初の二日間の日常を変えるかもしれません。私の博士課程の教え子、オラ・オゼルノフ＝パルチクとエリザベス・ノートン、MITのマクガヴァン脳研究所のジョン・ガブリエリら、およびボストン小児病院のナディン・ガーブとともに、私はこれまで実施されたなかでも最大級規模の読字予測研究を、つい先ごろ終えました。読み方や算数のような重要な教科で、誰がなぜ良い成績を上げるようになるのか、慎重にフォローする必要があるのは誰なのか、予測に役立つ種類の研究です。

私たちのグループは、ニューイングランド全土で、あらゆる経済状況の家庭の一〇〇〇人を優に超える幼稚園児を調査しました。子ども一人ひとりに、教育程度を測るさまざまなテストを組み合わせた総合テストを実施したのです。その結果、二つの事実が浮かび上がりましたが、ひとつは意外ではなく、ひとつは変革を起こす可能性があります。第一に、アメリカの子どもは正式な学校生活が始まる時点で、認知および言語の能力が大きく異なります。これは意外ではありません。第二に、この差異によってかなりはっきり分かれるグループが、のちの学校生活で読み方の成績がどうなるかを予見するのです。この事実は、多くの子どもたちの人生の軌跡を変える可能性があります。

具体的には、各グループが何を必要とし、各グループがどうすれば最初からうまく読み方を覚えられるかを、教師と親が理解するのに役立つ、六つの発達様相が明らかになりました。そのうち二つは、平均または平均よりかなり上で、秀でるための優れた指導だけを必要とする子どもたちです。もうひとつは文字と音に苦労していて、アルファベットまたは英語に触れることがほとんどない環境の出身である可能性があります。この問題はかなり簡単に改善することができます。しかしこのグループには、さらなる検査を必要とする、もっと珍しい視覚に原因のある問題を抱えている子どももいます。

あと三つの様相は、これから先、なんらかの読字障害またはディスレクシアと診断されるとわかる子どもたちで構成されます。ディスレクシアの原因になる脳組織は、子どもたちが成長したあかつきには、芸術や建築、放射線学や金融におけるパターン認識、そして起業のような分野で、大きな強みになるのですが、学習を始めてからの数年間は不利に働きます。ディスレクシアを研究する者にとって、子どもが不面目にも毎日のように仲間や親や教師の前で失敗することに我慢しなくてはならなくなる前に、それを予測できるようになることほど重要な発見はないと言っていいでしょう。実際、六歳児にとって、理由が生物学的なものであるにしろ、環境にあるにしろ、場合によっては両方であるにしろ、ほかのみんなは字が読めるのに自分だけ読めないので、不意に自分はばかなのだと思うほど傷つくことはありません。

苦労している幼い読み手を早いうちから評価すれば、彼らの読む体験に特有の傷心をある程度、防ぐことができます。そうすれば、刑務所のベッドの必要数を抑え、とりわけ創造性豊かな社会人や成功を収める起業家にもなれるディスレクシアの子どもたちがくじけないようにすることによって、社会が払うコストを大幅に削減できるのです。

ここでの決定的ポイントは、私たちはいま、幼い子どもが字を読み始める前から、そのきわめて特殊な読字の軌道を予測できるようになろうとしていることです。カリフォルニア大学サンフランシスコ校・医学部でフミコ・ヘフトとマリア・ルイザ・ゴルノ＝テンピニが率いる研究者たちは、私たちの総合テストと発達様相を精緻なものにする取り組みをしていますが、すでに熟練した教師の手にあるそのような情報によって、防げる読字の問題もあれば改善できる問題もあり、ディスレクシアのリスクが高い子どもたちに集中的な初期介入を行なうことができます。読字力習得のなかで、できるだけ早い時期に体系的で対象を絞った介入を始めることほど、重要な取り組みはありません。

この研究は、明らかに学習に問題がある子どもだけでなく、すべての子どものためになります。予測の総合テストは、大多数のふつうに発達途上の子どもたちのなかでも、この年齢では発達に非常に大きなばらつきがあることも実証しました。分析表には明らかな弱点分野が見られないのに、どうしてもまだ準備ができていない子どもも、とくに男の子にいます。このグループを理解するには、もっと詳しい評価（根本的な弱点がないことを確認するため）と、子どもに対する合理的な予測が必要です。期待が理不尽な場合もあるのです。子どもたちに上の学年で公式に記録される州テストで良い成績を取らせなければというプレッシャーが大きいために、読字力習得を幼稚園カリキュラムのなるべく早い段階で教師に推進させる理事のいる学校が多すぎます。ジョンズ・ホプキンズ大の小児神経科医マーサ・デンクラは、幼稚園を卒園する前にすべての子どもに読字力を獲得させせようと強いることが、読字を妨げる障害になっているかもしれない、と強く主張しています。

イギリスの読字研究者ウシャ・ゴスワミは、読字指導の理想的な開始時期を明らかにするために、ヨーロッパの読字教育を研究して、この結論を裏づけています。読み方を遅く導入する国では、子どもはあまり問題なく読字力を発達させることを発見したのです。言い換えれば、小学一年とされる時期に指導を始めたヨーロッパの子どものほうが、一年前に始めた子どもより、楽に読字力を獲得しました。

確かにこの結果は混乱を招きます。なぜなら、アメリカより一年遅く読み方を導入する国の言語は、表記の規則性が高いからです。とはいえ、幼稚園では単純に発達上準備ができていない子どももいる、妥当な生理的・行動的理由があります。肝心なのは、アメリカで行なわれる三年生の州テストの結果を心配して、幼稚園のクラス全体が読み方の指導を受ける時期を決定すべきではない、ということです。発達上の準備ができる前に、あまりに熱心にあまりに早く字を読むように強要される子どももいれば、幼稚園を終える前どころか入る前に、きちんと字を読む子もいます。一年生になって、自分の学習特性には合わない、最新の介入を学校で受けることになる子どももいます。鋭敏で熟練した教師、優れた予測ツール、そして的を絞った証拠にもとづく介入が、子どもの発達を挫折させるありがちな誤りを防ぐ最善の手段なのです。

教師が知っておくべきこと

この半世紀にわたって、私たちの社会は次第に、社会そのものが「治せない」悪を、とくに貧困とストレスの多い環境が子どもの初期の発達に与える悪影響を、おそらく最も理想的なメンバーである教師に任せるようになりました。あらゆる学校関係者は、クリスティン・エルブ＝ソマーによるドキュメンタリー『アメリカを育てる』を観るべきです。初期の発達におよぶ影響が生涯続くことを、率直かつ辛辣に説明しています。しかしほとんどの教師は、今日の教室で突きつけられる幅広い難題――注意障害や学習障害から、増え続けるバイリンガルやマルチリンガルの学習者に特有のニーズ、そして教室でのテクノロジーの利用まで――に対処するために、大学院で十分な準備をすることもなければ、あとで専門的研修を受けることもありません。

今日、さまざまな差のある子どもたち全員に読む生活を手ほどきするノウハウは、エンジニアやロケット科学者や聖人が使う必要のある知識ベースと同じくらい、複雑な一連の知識ベースです。今日の教師は新しい知識――とくに読字脳とそれが教師や子どもへの教え方にかかわる意味あいについての知識――を備える必要があります。スタニスラス・ドゥアンヌが強調しているように、読字脳回路についてわかっていることは、とくにさまざまな読み方指導法のメリットに対する教師の理解を深める可能性があります。最終的に、指導手法に関するとりわけ妥協のない論争、いわゆる「リーディング戦争」の取りなし役をするかもしれません。

「あってはならなかった論争」……全般的に、二〇世紀の教育者は読み方の指導に対して、二つのまったく異なるアプローチで訓練されました。フォニックスと呼ばれるアプローチでは、読み方の指導は子どもたちがアルファベットの原則の根底にある基本要素を理解することから始まります。単語は音または音素で構成され、その音はアルファベットの文字に対応しており、そのルールを読み方の入り口として学ぶべきだとされています。教え方は明確で、重点は英語の音素と文字の基礎から、文字を音と結びつけ、さまざまなタイプの単語を解読する体系的なルールへと移ります。

ホール・ランゲージと呼ばれるアプローチでは、学習は暗黙裡に行なわれます。英語の音素の解読や強調の明確な指導は、ほとんどまたはまったく行なわれず、解読のルールは子どもたちが推論する、あるいは見つけ出すのです。重視されるのはフォニックスの原則ではなく、おもに物語へのかかわり、本物の文学、言葉の意味、子どもの想像力です。実際、以前の教育学の教授には、フォニックス手法に「キル・アンド・ドリル〔殺してでもたたきこめ。つまり何度も反復して暗記させること〕」という誤ったレッテルを貼り、フォニックス・アプローチの教師を進歩的でなく、子ども中心でないと見なす者もいました。

どちらのアプローチもそれぞれ、たいへん優秀な教師に好まれるようになり、いまでも、もともと自分が教員免許取得プログラムで訓練された手法を、忠実に、ときに熱狂的に信じている教師が大勢います。どちらのアプローチも相手の重視するところを排除するようになった理由は、二〇世紀最大の不運な誤りのひとつです。残念ながらそれがまだ続いています。「バランスのとれた読み方」への動きがあるとはいえ、事実上のホール・ランゲージ・アプローチの変形が、フォニックスの原則を上っ面だけ部分的に認めている、というのがありがちな現実です。理解できますが、嘆かわしいことです。

基本的な解読原則の明確な指導によって、子どもが読み方を学ぶことの重要性は、連邦政府が資金を出している包括的な研究ではっきり裏づけられています。このような結果はフォニックスの原則をはっきり支持していますが、文学への取り組みを無視するということではありません。これは、子どもの教育のための共通コアの原則と呼ばれるものが重視されている、最近の傾向にも表れています。実施は難しいにしても、改訂版の共通コア標準は、どの学年の教師と生徒にとっても、科学と想像力が重要であることを具体的に示しています。

問題は、いまだにホール・ランゲージ手法への忠誠にとらわれているアメリカとオーストラリア全土の多くの教師にとって、科学的証拠も、多くの子どもたちを実用レベルの読み書き能力に達するよう指導できない経験も、自分の手法をあきらめる根拠としては足りないことです。心理言語学者のマーク・サイデンバーグは、読字とこのテーマに関する研究を新たに非常にうまく概説するなかで、この手法を「経験的反証のような従来の武器では止められない理論のゾンビであり、教育現場を自由にうろついている」と、印象的に表現しています。このような状況は二重に無駄です。ホール・ランゲージ教師のまちがいなく理想主義的な意図を無駄にし、読字や学習に差がある子どもやバイリンガルの必要性がある子どもをはじめ、多くの子どもたちが読み方を学ぶのを邪魔するのです。そうはいっても、サイデンバーグも私も、言語の音素やアルファベットの原則や解読のルールを学ぶことへの、体系的で情報にもとづくアプローチを排除しないかぎりは、言葉や物語や読むことを楽しむ生活を子どもたちに届けようとするホール・ランゲージ教師の時間を、一分でも奪おうとはしないでしょう。

認知神経科学の観点からすると、フォニックス・アプローチで奨励される反復によって子どもたちは何度も文字や音に接触しますが、それは文字とそれに対応する音を学んでまとめ、言葉や物語や文学の知識を増やすために必要なことです。反復は、音素と書記素（文字）から言葉の意味や文法形式まで、高品質の表象の発達を促します。ある高齢の教師がかつて言ったように、「たいていの場合、はしごの低いほうの段は上ることを覚えるのに最適だ。前から思っているが、それをしないで最上段に跳び上がれと子どもには言いたくない」。子どもたちに、想像力と分析力の両方を使う流暢な読み手になる準備をさせるつもりなら、すべての段が重要なのです。

さらに、読字脳に関する知識があれば、どんな手法を使う教師も、自分の教え方にははしごのどの段が欠けている可能性があるか、理解することができます。読字回路は知っていることすべてを活性化します。五歳から一〇歳の期間、私たちの教え方もそうあるべきです。そのような見方をすると、五歳から一〇歳の子どもの教師は、読字回路のあらゆる要素――音素とその文字とのつながりから、文における言葉と書記素の意味と機能、より高度な深い読みプロセスを必要とする物語への没頭、話したり書いたりする際の子ども自身の思考と想像を毎日引き出すことまで――に、十分にはっきりと注意を払うでしょう。

そうすれば、認知、知覚、言語、感情、そして運動の領域に関係するものは何も無視されません。小学校のあいだは、これらの要素のどれも、指導のなかで無視されてはならず、きちんと扱われなくてはなりません。ますます複雑な文中での言葉の意味と文法用法を学習することは、一年生と三年生で重要です。繰り返し出てきて言葉の意味の理解を助けてくれる新しい文字パターンについて学習することは、一年生でも四年生でも重要です。これらの低レベルの基本的な回路要素は、そのうちに――三、四年生までに――十分に訓練され、自動的に働くようになり、子どもはもっと高度な理解のプロセスに注意を向けられるようになる必要がありま す。そのプロセスは背景知識の拡張から始まり、洞察と熟考を引き出すことで終わります。

これが流暢さの基本であり、それを獲得するための最善の方法でもあります。流暢さは単なる解読スピードの問題ではありません。そう思い込んでいると、子どもたちに一節を繰り返し読ませるという、よくある不十分な演習をすることになります。シルク・ドゥ・ソレイユのイメージをもう一度考えてください。各リングの動きは、情報をほかのリングに伝えられるくらい、それ自体が速くなくてはなりません。リングそれぞれが、ほかのリングと歩調を合わせられるくらい速く動くときだけ、読まれているものを理解し、さらにそれについて感じることに時間を配分できるのです。

読字回路のパーツすべてを重視する読みへのアプローチが、多くの子どものためになることを示す、広範な証拠があります。ロビン・モリスとモーリーン・ロヴェットと私の研究グループによる一〇年の研究は、国立小児保健発育研究所から資金提供を受けています。このランダム化治療対照研究（医学や教育の研究において確立され、信頼できる標準基準《ゴールド・スタンダード》）は、読字回路の主要要素がはっきり強調される——時期は早ければ早いほどいい——と、最初はディスレクシアのような深刻な難題を抱えていても、子どもたちはより堪能な読み手になることを実証しています。

さらに、新たなメリッサ・オーキンによる英語の研究、イスラエル人研究者のタミ・カツィールによるヘブライ語の研究、そしてダニエラ・トラフィカンテによるイタリア語の研究が明らかにしているように、流暢な読みをするには、言葉の働きだけでなく言葉がどういう感情を生むかについても、知る必要があります。共感と視点取得は感情と思考の複雑な織物の一部であり、その二つが合わさると、より深い理解が促されます。若い読み手はみな、「ゾウのホートンは抱えている卵を産んだの？」というような疑問を目にしたら、ちゃんとわかったうえで、優しい気持ちで笑顔になれる必要があります。

言葉の多様な面を重視することは、現時点で落第しそうな全体の三分の二の子どもたちが流暢で堪能な読みをするのに不可欠であるだけでなく、単語の解読を深い読みのプロセスとつなぐ架け橋でもあります。同じ物語や文を何度も繰り返し読み直すことは、特定の文章でスピードを上げるのに役立つ練習ですが、子どもたちが概念と感情と個人的考えをつなげるための準備にはなりません。深い読みにはつねにつながりが必要です。知っていることを読むものに、読むものを感じることに、感じることを考えることにつなげ、そしてどう考えるかをつながった世界でどう生涯を過ごすかに結びつけるのです。

このようなつながりを形成することの重要性を私に痛感させたのは、マーサ・ヌスバウムの『人間性を養う』でした。「世界市民の教育は早期に始める必要がある。子どもは物語にかかわるようになるとすぐ、ほかの土地やほかの国の人たちについての物語を話し……ユダヤ教やキリスト教以外の宗教があることや、人にはさまざまな伝統と考え方があること……を学ぶことができる。……子どもたちは物語や詩や歌を――とくに自分が愛する大人と一緒に――探るうちに、ほかの生きものの苦痛を、新たな鋭さで気づくようになる」

物語は、私たちがけっして会わない人々と継続的なつながりをつくるための、人間性の最も力強い伝達手段です。『シャーロットのおくりもの』（あすなろ書房）のウィルバーの苦境についてシャーロットのように感じること、『キング牧師の力づよいことば――マーティン・ルーサー・キング・ジュニアになりきること、あるいは『私の目を通して』のルビー・ブリッジズに自分を重ねることで、子どもたちは、隣人だけでなく世界各地の人々やいわゆる「住む世界がちがう人」の身になれます。『アンネの日記』を読んだあとの、ジェイムズ・キャロルの変容を思い出してください。『カラー・パープル』(集英社)のセリーやハムレットのようなフィクションの登場人物、そして自伝のなかのエレノア・ルーズベルトや、ドキュメンタリー映画『私はあなたのニグロではない』の原作であるジェイムズ・ボールドウィンの回想録に登場する人々の実話によって、自分がどう変わったかを考えてください。読字回路全体を道徳的想像力とつなぐことを覚えれば、何歳であっても、私たちは他人の人生によって変わる可能性があります。

あらゆる学年で、あらゆる分野で

これは低学年では終わりません。全国教育進度調査による国の通知表の散漫な結果を変えるつもりなら、そしてもっと重要なこととして、四年生から先が消えている子どもたちの人生を変えるつもりなら、高学年の教師は、学年水準並みの読字力のない子どもたちを指導するための研修を受ける必要があります。先ほど、四年生は難しい境界線上にいると話しました。読み方が変わり、読むべきものの内容が複雑さを増す時期です。高学年の教師が、子どもたちはすでに読み方を教わっていて、もう手助けは必要ないはずだと思う時期でもあります。それは修正されるべき誤った有害な思い込みであり、手始めに教員免許取得プログラムを考え直す必要があります。

私の息子ベンの教育が、この点をきわめて痛烈に例示しています。ベンはごく典型的な意味で、昔もいまもディスレクシアです。創造力に富み、とても賢く、ほかの子どもがみんなできることができないとき、つまり字が読めないとき、やり過ごさなくてはならない日々の侮辱に対して敏感です。彼も弟のデイヴィッドも、私が学校であまり見たことのないような平等と公正の基盤を築いている、とても面倒見のいいフレンズ・スクールに通っていたにもかかわらず、四年生はベンにとって最悪の時期でした。ベンは読み方がクラスのほかの子どもと同レベルに達していない五人の男子の一人でした。彼らは問題児グループでした。というか、善意にあふれた熱心なフェミニストの教師はそう考えていました。その教師の女子の教育に対する熱意と、男子のいたずらに対する非難は行きすぎていました。というか、息子とその友達はそう考えていました。

学校が推進していた大義名分への正義感から、ベンとその仲間たちは、四年生の教師の男子に対する「性差別的不公平さ」と、宿題について彼らが受けた不当な扱いに抗議する、署名活動を行ないました。彼らは嘆願書を——署名はとても少なかったことに触れておくべきでしょう——を校長に届けたあと、ほんのつかの間、まちがいなく義人にふさわしい正当な主張をしたと感じながら、教室にもどりました——四年生の教師が激怒しているという現実を突きつけられるまでは。

彼女にしてみれば、不意打ちを食らったという思いでした。彼女に見えていなかったのは、少年たちがいずれも行動していた理由は、四年生が獲得しているはずの流暢な読解力への彼女の期待を、満たすことができなかったからだという事実です。彼女は彼らに読むスキルをもっと教える必要があるとはまったく思っていませんでした。なぜなら、それは低学年の管轄範囲だったからです。彼女は自分が教えられた範囲外のことに関心がありませんでした。結末はハッピーだったと言えればよかったのですが。五人の男子のうちベンも含めた四人の親が、子どもたちには、学習障害の多様性に対処する態勢がもっと整っている学校が必要なのだと、判断しただけでした。

その四年生の教師に欠けていたのは同情心ではありません。欠けていたのは、すべての子どもが流暢に読める状態で四年生になるのではない、あるいは四年生を終えるのではないことを、理解するための基礎となるような知識です。高学年の子どもに流暢に読むことを教えられるようになるような研修です。自分の教室に落第する子どもがいなくなるまで努力する意欲です。読み方を教えるのは難しく、落とし穴だらけで、子どもたちの学習軌道がどうであれ、彼らが文章から自分自身の考えへと渡り、豊かになってもどることができるような堪能レベルに到達するまでには、途中にいくつも障害があります。私の理想の読む世界では、そこに到達するのは三年生か四年生です。現実的なアメリカの学校の読む世界では、そうではありません。

しかしそうなる可能性はあります。簡単な解決策はありません。とくに、ニーズがますます複雑になっている現在の教室ではなおさらです。より多くの知識、より優れた研修、そして小学校の教師と管理者による十分な賛同があれば、多くの堪能でない子どもたちにとっての理想的な読む生活に近づくことができます。とはいえ、私たちにはまったく新しい発想も求められます。戦略的教育研究パートナーシップ（SERP）による進行中の大規模な取り組みが好例です。『サイエンス』誌の元編集長ブルース・アルバーツ、シンシア・コレッティのような慈善家、そしてキャサリン・スノウのような学者が主導するこの学際的な取り組みは、国中の小学校高学年を教えるさまざまな専門分野の教師を手助けしています。その仕事には、学校が生徒にさまざまな分野のリテラシーと批判的思考を促す共通の言葉と概念を身につけさせるのを手伝うという、際立つ一面があります。その言葉は、あらゆる学年のあらゆる教師によって、たとえば国語の授業で物語をとおして、社会科の授業で歴史的事実をとおして、あるいは算数や理科の授業では新しい意味をともなって、強化され練り上げられます。卒業するまでに生徒たちは、その後の学習の基礎となる、中心的な言葉と概念のレパートリーを獲得します。

小学校の全学年の教師に、新しい知識──初期の評価、予測、個別に対応する多面的な読み方指導法と読字脳のかかわりの研究から、読字と言語についての全校的な取り組み、そしてデジタルベースの学習ツールまで――を授ける必要があります。二一世紀の子どもたちは、さまざまな媒体やマスメディアをまたがって使える思考習慣を身につけなくてはなりません。したがって現代の教師も、デジタル学習が注意、背景知識、記憶に関する問題を悪化させることなく、現代の生徒たちの危機を解決するのに貢献できる方法について、いまよりはるかに多くの知識を必要としています。このことについては、それだけをテーマにした手紙が必要で、私のことを隠れテクノロジー嫌いだと内心思っている人たちを驚かせるかもしれません。でもシートベルトを締めてください。みんなで無謀なドライブに出かけることになっていますから。

心をこめて、著者より

第八の手紙
バイリテラシーの脳を育てる

長期化しそうな問題を明確にすることは、重要な公務だ。早期に解決策を明確にしすぎることは、そうではない。

——スチュワート・ブランド

課題の深さ——幼い子どもが活字を読み、完全文を聞いて話すことを覚えているあいだに、同時に、オンライン情報の使い方や視覚情報についての批判的考え方を彼らに教える、よく知られた実証済みのカリキュラムはない。これは未知の領域なのだ。

——リサ・ガーンジーとマイケル・レヴィン

親愛なる読者へ

次世代は現時点では想像もつかないかたちで私たちを超えていくことを、私はほぼ確信しています。『未来化する社会――世界72億人のパラダイムシフトが始まった』（ハーパーコリンズ・ジャパン）の著者アレック・ロスが書いているように、現在の未就学児の六五パーセントが将来就く仕事は、まだ誰の頭にも浮かんでさえいません。彼らの生活は私たちの生活よりはるかに広がります。彼らはたぶんまったくちがうことを考えるでしょう。人類がこれまで獲得したなかで最も高度な能力一式を、次世代は必要とします。それはすなわち、コーディング〔コンピューターを動かす指示をする言語の記述〕、設計、およびプログラミングのスキルに共通し、それによって発展する、非常に精密な深い読みのプロセスです。これらのスキルはすべて、誰も――スチュワート・ブランドから、サンダー・ピチャイ、スーザン・ウォシッキー、ファン・エンリケス、スティーヴ・ガランズ、そしてクレイグ・ヴェンターやジェフ・ベソスまで――いまは予測できない未来によって変化するでしょう。

人類の最も若いメンバーに、必要な知識と認知的柔軟性を使って考えるための準備ができるような多能な脳回路を構築すること――それは彼らの保護者である私たちが、この地球で過ごす短い時間に対処できる課題のひとつです。次のバージョンがどんなものであれ、読字回路の未来のためには、読み書き能力ベースの回路とデジタルベースの回路両方の限界と可能性を理解することが求められます。これを知るには、さまざまな媒体とマスメディアで重視されるプロセスに特徴的な、たいてい矛盾する強みと弱み、そして場合によっては対立する価値を、検討する必要があります。現在の媒体がもつアフォーダンスの認知的、社会・情緒的、および倫理的影響を研究し、将来の回路のためにその特徴をできるかぎりうまく統合する努力をしなくてはなりません。もし成功すれば、私たちは次世代の生理機能のなかに、愛にまつわるシェイクスピアの偉大な教訓を再現することになります。「私のものであって、私のものでない」

中世の哲学者ニコラウス・クザーヌスが助けになるかもしれません。彼は、二つの等しいように見えて相矛盾する見方――彼の言う「反対の一致」――のどちらかを選ぶ最善の方法は、知ある無知の姿勢をとることだと信じていました。それは、両方の見方を徹底的に理解しようと努力したあと、その枠の外に出て、取るべき道を評価して決定することです。読字脳とその将来バージョンの方向性を知るには、さまざまな分野――認知神経科学とテクノロジーから人間性と社会科学まで――からの研究を結合させる必要があります。どの分野もひとつだけでは、私たちが下さなくてはならないような決定をするのに十分ではありません。ニコラウス・クザーヌスの言う知ある無知の姿勢をとるのに必要な知識の組み合わせに、それぞれがきわめて重要な要素を加えるのです。この状況をふまえて、私はバイリテラシー読字脳の育成を提案します。

子どもの発達へ向けた提案

まず、二つのコミュニケーション媒体のあいだで分裂するのではなく、むしろ、ウォルター・オングの言葉を借りれば、両方のいちばん良いところに「どっぷり浸かる」子ども時代を築くところから始めます。しかも、今後はまだもっと多くの選択肢が生まれます。印刷媒体の役割や、最初の五年間で少しずつデジタル媒体を手ほどきすることに関して、私が考えていることはすでにおわかりでしょう。次の五年間が真の難題なのです。

私が提案するのは、五歳から一〇歳の期間に、印刷ベースとデジタルベースのさまざまな形式の読字および学習を導入するための、比較的シンプルで、おそらく斬新な構想です。全体的な青写真は、父親と母親がそれぞれ別の言語を話し、子どもとほとんどの時間を過ごすほうの親が家庭の外ではあまり話されていない言語を話す、バイリンガル学習者の育て方についてわかっていることを基盤にしています。そのようにして、幼いバイリンガルの子どもは両方の言語をうまく話せるようになります。一方の言語から別の言語に移るときにどうしても生じるまちがいを次第に克服して、最終的に、どちらの言語でも自分の最も深い思考を引き出せるようになるのです。非常に重要なこととして、このプロセスのあいだに彼らはコード・スイッチング（言語体系の切り替え）のエキスパートになることを覚えます。大人になるまでに、彼らの脳は最高に柔軟な認知力および言語力を備えるようになり、そのことを私たちは興味深い方法で確認できます。

何年も前、私はスイスの友人のトマスとハイディ・バリーの洞察力に助けられ、高速交互刺激（RAS）テストと呼ばれる呼称速度課題を考案し、それがいま、ディスレクシアの予測と診断のために、神経心理学者や教育者に使われています。基本的に、このテストは人に異なるカテゴリー――具体的には文字と数字と色――のよく知られたアイテム五〇個の名前を言うように指示します。被験者はできるだけすばやく、ひとつのカテゴリーから次のカテゴリーへと切り替えなくてはならず、そのためには相当量の自動化された知識とかなりの柔軟性が必要です。さまざまな比較研究でわかった予想外の発見は、バイリンガルの成人のほうがモノリンガルの成人よりも、この課題を速くこなしたことです。二カ国語学習者のほうが、単一言語学習者より、話し言葉の柔軟性をはるかにたくさん身につけていたのです。

スタンフォード大学とNGOのセーブ・ザ・チルドレンのクロード・ゴールデンバーグとエリオット・フリードランダーによる画期的な研究が示したように、バイリンガルやマルチリンガルの話し手は、長年にわたって言語間を行ったり来たりしています。彼らは言葉や概念を想起する柔軟性が高いだけでなく、ある観点を離れて他人の視点に立つ能力も高いことを示唆する研究もあります。

それこそまさに、私が幼い初期の読み手たちになってほしいものなのです。つまり、いまは印刷とデジタルの媒体間、そして将来的には多様なコミュニケーション媒体間の、柔軟なコード・スイッチングのエキスパートです。これがやがてどう作用するかについての私の考えは、ロシアの心理学者レフ・ヴィゴツキーによる、幼い子どもの思考と言語の発達に関する記述から着想を得たものです。つまり「最初は別々でそのあと次第につながっていく」ということです。したがって私は、まず小学校低学年でそれぞれの媒体で考えることを学ぶ発達段階は、二つの媒体に固有の特徴がそれぞれ十分に発達して自分のものになるまで、だいたい別々の領域に分かれているものとしてとらえています。

これはとても重要なポイントです。私としては子どもに、どちらの媒体に関してもできれば同レベルで流暢になってほしいのです。ちょうどスペイン語と英語を同じくらい流暢に話すように。そうなれば、各媒体によって磨かれる認知プロセスの独自性は言語能力発達の始まりからあることになります。実証されていませんが、私の仮説はこうです。このような共発達があれば、成人になって、画面読みのプロセスが印刷読みににじみ出してテンポがゆっくりの印刷読みプロセスをむしばみ、読字脳が委縮するのを防ぐことができるのです。むしろ子どもたちは最初から、言語と同じように媒体にもそれぞれ独自のルールと役立つ特徴があって、それぞれ独自の最も適切な用途やペースやリズムがあることを学びます。

印刷媒体のたいせつな役割

小学校低学年では、実体のある本と印刷物が、読み方を習うための主要な媒体として使われ、お話の時間の主役です。これが第六の手紙で示した教訓でした。親子で印刷物を読むことが、読みの核となる時間的空間的次元を強化し、幼い読字回路に重要な触覚との関連性を加え、望みうる最良の社会的・情緒的交流を提供するのです。教師や親はできるかぎり、子どもたちが自分の背景知識を読むものと結びつけるように導き、他人の立場への共感を引き出し、推論をして、自分自身の分析や熟考や洞察を表現し始めるように促す質問をします。

初期の熟考プロセスに時間を割く重要性を学ぶことは、気をそらすものだらけの文化のなかで育てられる子どもたちにとって、けっして簡単ではありません。ハワード・ハードナーとマーガレット・ウィーゲルが述べているように「この逍遥する心を導くことが、デジタル時代の教育者のいちばんの課題」です。幼い読み手のなかに最初期の深い読みスキルの発達を明確に促すことが、すばやく斜め読みして次のおもしろいものに移ろうとか、読むことは受け身で楽しむだけのもうひとつのゲームととらえようとか、さらには自分自身の考えを見つけ出すことなど飛ばそうといった、デジタル文化のたえまない誘惑への対抗手段となります。ある生徒の意見どおり、「本は私を減速させ考えさせ、インターネットは私を加速させる」。それぞれに役割があります。もっと言えば、子どもたちはさまざまな学習課題に何が最善かを学ぶのです。

たとえば、私たちが最初に印刷物を読む手ほどきをしているあいだ、読むことには時間がかかっても、その代わりに物語が終わったあともずっと続く思索で報いてくれることを、子どもたちに学んでほしいと思います。ひとつの考えから次の考えへと突進する子どもたちの自然な傾向が、頻繁なデジタル視聴によって強くなるのと同じように、深い読みの経験は彼らに別の考え方を教えてくれます。社会としての私たちの課題は、デジタル時代の子どもたちにこのような経験両方を与えることです。子どもたちが深く読むスキルに注意を割り振れるくらい速く、そのスキルを身につけて展開できるくらいゆっくり読むように、教師と親が協調して努力する必要があるのです。

この五歳から一〇歳の期間をとおしての目標は、時間をかければ自分自身の考えをもてるのだという期待を、子どもたちに植えつけることです。すべての子ども――とくに読み方を覚えなくてはならないせいで不安を感じている子ども――は、この種の思考プロセスのなかで、残りの生涯の土台となるものを獲得します。読んだことについてじっくり考えると、自分自身に重要なものを期待できるようになるのです。

子どもたちが読み方を学びながら考える手助けをするためのもうひとつの戦略に、あなたは驚くかもしれません。手で書くことを覚えると、子どもたちは自分自身の考えをウサギよりカタツムリに近いペースで探るようになります。綴りがまだおぼつかない場合はなおさらです。小学校低学年で自分の考えを手で書くことを学ぶと、子どもたちは書くことも考えることもうまくなると実証する、手書きに関する研究が増えつつあります。認知神経科学の観点からすると、皮質における言語と運動のネットワークの有益な接続は、何世紀も前から中国語を書いたり教えたりする人が知っていたことです。

デジタルの知恵

子どもは印刷というゆっくりとした媒体で考えたり読んだりすることを学んでいるのと同時に、すばやく動く画面上で異なる考え方をすることも覚えます。デジタル機器はコーディングとプログラミングの媒体として、そしてタフツ大学のテクノロジー研究者マリナ・バーズが、グラフィックアートをつくったり、レゴのロボットをプログラミングしたり、音楽制作ソフト「ガレージバンド」で作曲するなど、びっくりするほど多様なデジタルベースの創造スキルを学ぶための「遊び場」と呼ぶものとして、導入されます。どの媒体も教室内で優先的な場所は与えられません。幼い子どもはコーディングを学ぶ過程で、ＳＴＥＭ（科学、テクノロジー、工学、数学）すべての学習で使われ、同時に読字回路の核となる「科学的手法」プロセスをつくり上げる、演繹、帰納、そして類推のスキルを発達させます。たとえば、アン・マンゲンの研究で発覚したデジタル読字の主要な弱点である順序づけが、重要であると理解するようになります。順序づけなどＳＴＥＭプロセスの重要性は、幼い子ども向けのコーディング・プログラム「スクラッチ」の入門で強調されていることです。このプログラムは、ＭＩＴメディアラボの「ライフロング・キンダーガーテン（生涯幼稚園）」グループを率いるテクノロジー専門家のミッチェル・レズニックと、マリナ・バーズによって設計されました。コーディングに関する記述に、彼女らはこう書いています。

子どもはみなコーディング方法を学ぶ機会を与えられるべきだ。コーディングはしばしば難しいとか、特別だと見なされるが、私たちはこれを新しいタイプのリテラシー——誰もが利用できるようにすべきスキル——と考えている。コーディングは書くことと同じように、学習者が自分の思考をまとめて、考えを表現する手助けをする。

幼い子どもがコーディング……をするとき、ただ他人のつくったソフトウェアとやり取りをするのではなく、コンピューターを使って自分自身をつくり、表現する方法を学ぶ。子どもたちは順序立てて考え、因果関係を探り、設計と問題解決のスキルを伸ばすことを覚える。同時に……ただコーディングを学んでいるだけでなく、学ぶことをコーディングしているのだ。

MITメディアラボの別の部門ではシンシア・ブレジールが、どんな子どもも出会ったことがないようなかわいらしいロボットとの個人的交流によって、子どもたちがさまざまなコーディングのスキルを身につけるのを手助けしています。彼女とそのチームは、社交的なやりとりとプログラミングスキルの組み合わせが、ロボットを組み立てたり分解したり、プログラムしたりして、ロボットが動いたり、回転したり、ビーという音を出したりできるようにする方法を学ぶ役に立つことを実証しているのです。その過程で子どもたちは、デジタル世界の物がなぜ、どうして作用するのかを理解します。そのような活動的な形のデジタルベースの知識は、あらゆる学習領域を横断する洞察を与えます。具体的に言うと、子どもたちがコーディングと創作をしているあいだに学ぶ相互に支え合うプロセスは、印刷媒体で読み方を学ぶのに使われたプロセスを補完します。

まだいつ起こるか予測はできませんが、子どもが両方の媒体とさらに複数の媒体を使ってたくさんのことを学び、画面上でもっと学校の勉強について読む準備が整い、そうしたくてたまらなくなる瞬間が訪れます。その正確な時期は、子ども個人の特性、読む能力、そして環境によって変わります。個々の差を理解することが重要です。オンラインで読む指導をすぐに始めてかまわない子どももいれば、もっとゆっくり時間をかけて、段階的に行なう必要がある子どももいます。

ミリット・バージライはヨーロッパのE‐READ・ネットワークのジェニー・トムソンやアン・マンゲンとともに、子どもがデジタル世界で画面読みをすることについて回る、認知の難題に立ち向かおうとしています。彼女らも私も、子どもたちが非生産的な行き当たりばったりのデジタル思考習慣をつけるままにしておくのではなく、比較的早い段階からデジタル学習と画面読みの適切な使い方を教えなければ、次世代の深い読みプロセスはデジタル媒体によってとくに危うくなると確信しています。

危うくなるのを防ぐために、子どもが画面で読み始めたらすぐに「対抗スキル」を教えます。とくに重きを置くのは、スピードではなく意味を求めて読むことの重要性、多くの成人の読み手が行なっている単語で見当をつけるジグザグの斜め読みを避けること、読みながら自分の理解を習慣的にチェックする（話の筋の順序や「手がかり」を確認し、記憶を詳しく話す）こと、印刷で学んだものと同じ類推と推論のスキルをオンラインのコンテンツにも展開する戦略を学ぶことです。

子どもたちが自分のオンライン読みをチェックするのを手助けする既存ツールの例として、

デイヴィッド・ローズ、アン・メイヤーと応用特殊技術センター（ＣＡＳＴ）のチームによって制作された、シンキング・リーダー（考える読み手）・プログラムがあります。このプログラムは、「学びのユニバーサルデザイン（ＵＤＬ）」の原則にもとづいて、大勢の多様な子どもたちのために最も柔軟で魅力的な学習方法をつくり出そうとするアプローチであり、さまざまなレベルの戦略的支援を提供することによって、テキストのなかにＵＤＬの原則を組み込んでいます。たとえば、知らない概念のための背景知識を与えるハイパーリンクを埋め込み、具体的な読みの戦略（たとえば、いつ視覚化、要約、予測、あるいは質問するべきか）を必要な場合にのみ提供するのです。

後者のポイントは実行におおいにコツが必要なことです。とくに学習困難者のためにデジタル技術を利用することに関して、一貫して言われる注意のひとつが、外部のサポートに頼りすぎてしまう子どもの傾向です。文章を自分が読むのでなく、読んでもらうオプションがあればなおさらでしょう。ＣＡＳＴによる研究も、マッカーサー基金による「デジタルメディアと学習のためのプログラム」に資金提供を受けている大規模な一連の研究も、理論にしたがって用いられるデジタルツールは、とくに表示されるタイミングがよくて教師による適切な支援があれば、学習を妨げるのではなく促進する可能性があることを明らかにしています。このことはとりわけ運動や感覚の障害、二カ国語の習得、そしてディスレクシアなど、さまざまな難題を抱える子どもたちの役に立ちます。

検索エンジンを最大限に活用したり、情報を見つけるために正しい検索ワードを選択するなど、もっと実際的な問題に的を絞ったオンライン読みのツールもあります。意見や消費に影響を与えようとする偏見や試みを見抜き、事実にもとづかない偽情報の可能性を認識するために、検索する情報の評価方法を学ぶことも、非常に重要な実際的問題です。優れたオンライン読みとインターネット習慣に必要とされるような意思決定、注意力監視、および管理能力に直接取り組むことは、子どもの学習スタイルや使う媒体に関係なく、あらゆる学習にとってためになります。

こういう状況のなかで、インターネット利用の良い面、悪い面、魅力的な面、そして有害かもしれない面を論じることは、私たちの文化における過去の性教育に当たるものであり、あらゆる小学校教師がツールとして使える研修の基本部分であるべきです。ジュリー・コイロは、子どもたちに「デジタルの知恵」を教え、彼らがまずコンテンツについて正しい判断をする方法を、そして次に学校の内外でオンライン読みしたものを覚えておく注意力と能力を自己管理してチェックする方法を、学ぶ必要があるという重要な主張をしています。

この計画の最終目標は、媒体に関係なく、深い読みのスキルに時間と注意を割り当てる能力をもった真のバイリテラシー脳を育成することです。深い読みのスキルは、注意散漫や共感低下のようなデジタル文化の弊害への重要な対抗手段になるだけでなく、デジタルのプラス効果も補完します。難民の子どもについての物語を読んで、さらに、ギリシャやトルコやニューヨーク州北部で自分たちの命が延びるのを待っている難民の子どもたちの実際の映像にオンラインでアクセスする子どもは、その状況について読むだけでそこから先には踏み込まない子どもよりも、強い共感を抱きます。表面的には、二一世紀の子どもたちは自分たちのつながっている世界をかつてないほど認識しているように見えますが、ほかの誰かになるとはどういうことかを感じ、他人の気持ちを理解できる、人に関する深い知識を築いているとは限りません。シェリー・タークルは『つながっているのに孤独――人生を豊かにするはずのインターネットの正体』（ダイヤモンド社）のなかで、現代の子どもたちは考えや気持ちを面と向かって話し合うより、同じように目立たない場所から互いにメールを打ち合うほうが、うまくできる場合が多いのだと述べています。さまざまな媒体にかかわる深い読みのスキルは、子どもが思いやりのある想像力を発達させる役に立つかもしれません。

ここに提案した計画がすべてうまく行けば、ほとんどの子どもは一〇歳から一二歳くらいになるころまでに、二つの媒体と複数のメディアでの読みに堪能になり、さまざまな課題のために、難なく両者を切り替えることができるようになります。どんなタイプの内容や学習課題にはどちらの媒体のほうが良いか、自力で学ぶようになっていて、媒体に関係なく、深く読んで深く考える方法をわかるようになるのです。こうした目標をより多くの子どもたちのために達成できれば、教皇フランシスコが書いたように、社会はもっと健全に、世界はもっと人間的になるでしょう。

三つの大問題

バイリテラシーの脳を促進する学習環境を私たちが社会として築きたければ、三つの大きな問題に進んで対処しなくてはなりません。第一に、科学者としての私の観点から言うと、印刷とデジタルの媒体両方があらゆる子どもたち、とくに原因は環境であれ生物学的なものであれ読字に課題を抱えている子どもたちにおよぼす認知的な影響に関して、もっと多くの研究に投資する必要があります。第二に、教育者としての観点から言うと、もっと包括的な専門の研修に投資する必要があります。ほとんどの（八二パーセントもの）教師は、幼稚園から四年生までの子どもにとって最善のテクノロジー利用に関する研修を受けていませんし、まして、さまざまな学習者に優れたオンライン読みのスキルを教える方法の訓練も受けていません。第三に、市民としての観点から言うと、私たちの社会および世界に存在する利用機会の格差と向き合い、それを排除する努力をしなくてはなりません。

第一のハードル——媒体がおよぼす影響の調査

個人差のある——落第点を取っている数千人の——生徒の読字学習にさまざまな媒体がどう影響するかを比較する、小規模ながら貴重な調査があります。いまのペースでいくと二、三年後には中学二年生の大半が、日常生活に必要な読み書きができないグループに分類されるおそれがある、という深刻な現状です。彼らはたとえ字を読んでも、堪能に読む、つまり自分が読むものについて十分に考え、感じることはないでしょう。

幼稚園から高校三年生まで一貫したバイリテラシー脳の育成に向けたハイブリッド・アプローチを、堪能でない子どもたちを中心にしてもっと慎重に開発する必要があります。そのためには、異なる媒体が子どもの注意と記憶に与える具体的な影響から始まり、デジタル機器に費やす時間が急増し、それにともなって気をそらすものが増えていることの影響、若者たちの中毒の可能性増大、すでに認識されている若者の共感低下にまで、直接向き合う長期の精力的な調査が欠かせません。発達の各段階にある多様な学習者にとって何が最適かを、徹底して理解することが必要です。そのような調査を求める親、教育者、政治指導者が必要です。魅力的であると同時に認知力を高めるようなデジタルイノベーションをつくり出す、出版者とデザイナーが必要です。そして、こうしたことがそのとおりだという実験にもとづく証明が必要です。

第二のハードル――専門家の研修・育成

アメリカの子どもの三分の二が、ひとつの媒体についてさえ堪能な読み手になることに苦労しているのなら、二つの媒体でそうなる確率はどうなのでしょう？　バイリテラシーもまた、階級が立身出世を邪魔することを裏づけるのでしょうか？　どうすれば教師は、またもうひとつ無理な仕事への責任を引き受けられるのでしょう？

楽観的になる理由は、これまでのどの時代よりもたくさんあります。第一に、初期の読み手には六つか七つの基本的特徴があることが新たな研究からわかっており、そのおかげで問題のある読み手を以前よりはるかに容易に、はるかに迅速に特定できます。そうすれば教師は、さまざまな子どものニーズに合わせて指導法を調整できます。近い将来、デジタルメディアは学習と指導の軌道全体を変える可能性があります。たとえば、ほとんどのディスレクシア児は学年を問わず、二五人クラスを受け持つ教師が容易に提供できるものの一〇倍も、英語の文字と音の対応ルールや一般的な文字パターンに触れる必要があります。そのような子どもにとって、デジタル媒体の利用は革新的です。悪戦苦闘している読み手が、前日か同じ日の朝、クラスのほかの子どもたちより前に文字のパターンやルールをデジタル媒体で練習できたら、どうなるか考えてください。読字の問題を抱える子どもたちが、自分はどこか「悪い」のだと思い込みやすいのであれば、デジタル媒体をこのように必要なだけ何度も繰り返し使うことで、あまり気づかれない彼らの創造性の強みが明らかになって、ディスレクシア児がしばしば不当に耐えている自己否定感が和らぐ可能性もあります。

さらに、画面をうまく読めず、つねに印刷のほうを好む子どももいれば、その逆の子どももいます。ジュリー・コイロによる興味深い研究は、中学一年生による読みの好みを調べています。とりわけ示唆に富むのは、印刷の読み方の成績がトップクラスの生徒は、たいていオンラインの読み方の成績が最下位クラスで、逆もそのとおりだという結果です。この発見がすでに、現代の年長の子どもたちに二つの異なる読字回路が発生していることを表しているのか、根底にある学習能力の差を表しているのか、そのどちらにせよ、早いうちにデジタルの読み手になるほうが報われるディスレクシア児もいる可能性はおおいにあります。デジタル技術を利用して、さまざまな文脈で読む言葉の音、文法機能、そして意味――すべて「自分に最適のタイミング」で学習されるべきもの――への接触を最大にすることは、教師にとっても生徒にとっても大きなメリットがあることは確かです。

読み方の学習が引き続きとても困難で、本が恐ろしい存在になってしまっているやや年長の子どもにとって、デジタルのインタラクティブな本やオーディオブックは、慎重に選ばれたビデオゲームと同じように、効果的な補完メディアです。実際、ビデオゲームに関する幅広い研究は、子どもがそういうゲームで成功することは、視覚的注意や目と手の運動スキルを高めるだけでなく、ゲームに勝つために必要なので、読み方の学習をさりげなく促進することを示唆しています。

神経科学者で校長のゴードン・シャーマンとニューグレンジ学校の教職員は、一定範囲の学習障害をもつ年長の生徒たちの注意をとらえて持続させるために、あらゆる種類のデジタルツールを使っています。私が学校を訪ねたとき、ゴードンは音楽室に案内してくれました。そこで、私がそれまで聞いたなかでもとびきり美しい楽曲を聞かせてもらいました。若者がガレージバンドで作曲したのです！　多様な学習者に固有の創造力を引き出すことは、現代の教育テクノロジーにできる最大の貢献のひとつかもしれません。

アメリカの教室への教育テクノロジー導入が示しているように、これはけっして容易ではありません。教室でのさまざまなデジタル機器の統合的活用を調べる研究のメタ分析によると、従来の教室と比較したとき、小学校と中学・高校の生徒の読み方、数学、そして科学の成績へのプラス効果は、有意ですが少しだけです。これは教師の関心が不足しているせいではありません。出版社重役のローズ・エルス＝ミッチェルが言及しているように、教育テクノロジーの利用に関する二〇一七年の調査によれば、アメリカの教師の三分の二はなんらかのテクノロジーを教室で積極的に使っていますが、もっと支援や研修が必要だと感じているのです。

教室でデジタルメディアを使っても、いまのところ目覚ましい結果が出ていないことには、おそらく複数の要因が関係しています。その要因として挙げられるのは、理解され始めたばかりのデジタル媒体が認知力に与える影響、教師の専門的研修と支援の不足、そして最後に、テクノロジーの教育的研究すべてで重い足音を立てている大きな「ゾウ」、すなわちデジタル機器利用機会の格差です。

第三のハードル——利用機会と関与の格差

アメリカの学習者のために条件を平等にすることを真剣に考えるなら、デジタルの利用機会と不平等の複雑な関係に向き合わなくてはなりません。かなりの数のアメリカの子どもたちは、家にほとんど本がなく、使い古した携帯電話以外、デジタル機器を利用する機会がほとんどまたはまったくない状況です。ロバート・パットナムとジェームズ・ヘックマンによると、恵まれない環境にある家庭の数は急速に増えています。そういう家庭は、デジタルとの接触が多すぎるとか、子どものための拡張電子書籍が多すぎるなどと心配するぜいたくは許されていません。彼らには本もコンピューターもないのです。

アメリカ教育省による研究で、一万人の四年生のうち下位四分の一の子どもたちは、コンピューターでのテストでうまく書けないことが明らかになっていますが、かなりの割合をそのような家庭が占めていることはまちがいありません。その報告書はこう締めくくられています。「コンピューターの利用が書き方の成績の差を広げたかもしれない」。本との接触が少ない子どもはもっている語彙がちがい、ほかの子どもたちが前からよく知っている物語にも触れていません。同じように、デジタル機器やコンピューターとの接触が少ない子どもはキーボードの扱いに苦労し、コンピューターベースのテスト――報告書の著者だけでなく多くの親や教師も複雑な思いでアプローチしているテスト――で自分の考えを記すためにデジタル媒体を使う練習量がはるかに少ないのです。子どもたち全員にコード・スイッチングできる読字脳をつくり出すつもりなら、よく言われる成績の格差と、あまり論じられていないデジタル文化の格差の両方に対処する方法を考え出す必要があります。

ヴィクトリア・ライドアウトとヴィッキ・カッツは、「全員にとってのチャンス?――テクノロジーと低所得家庭の学習」という優れた報告書のなかで、低所得から中所得の家庭を一〇〇〇以上調査しています。これらの家庭には二種類のデジタル格差があります。ひとつはデジタルツールの利用機会、もうひとつは研究者のヘンリー・ジェンキンスが記述したように親の関与にかかわっています。親が手ほどきや高品質アプリを提供できる能力がほとんどなくて、子どもは学びを助けてもらうのではなく、楽しむまま放任されているのです。

この報告書によると、調査された家庭のほとんどはなんらかのかたちでデジタル接続しているものの、多くの家庭が携帯電話だけを使っており、そのほとんどが使い古され、データ制限を越えています。低所得家庭が利用できる割引サービスの契約をした家庭はわずか六パーセントでした。著者は自分たちの調査結果を要約してこう言っています。「利用機会はもはやイエスかノーの問題ではない。家庭のインターネット接続の質と利用できる機器の種類や性能は、親と子どもに同じようにかなりの影響をおよぼす」

強調させてください。利用機会さえあれば、子どもがデジタル機器を有益に使うわけではありません。スーザン・ニューマンとドナ・セラノは、いままでで最もがっかりなデジタル利用機会に関する研究を、フィラデルフィアの図書館で行なわれている取り組みの報告書に記しています。研究の崇高な意図は、恵まれない子どもと家庭に図書館の本やデジタルの利用機会を提供し、その効果を調査することでした。ところが結果は、期待された成果をことごとく裏切るものでした。恵まれない子どもにデジタルツールの利用機会を与えるだけで親による関与がなければ、実際には悪影響がおよぶおそれがあるのです。その研究の子どもたちは、ほかの子どもたちより読み書きのテストでかなり成績が悪く、グループ間の格差はテクノロジー機器が導入されたあとのほうが増えており、とくに子どもたちがそれを楽しむ目的で使ったときはなおさらでした。

この研究は、デジタル技術を教育のために利用する際に生じる、きわめて重要で根強い誤りを浮き彫りにしています。デジタル学習のプラス効果は、利用機会や接触の問題にまとめることはできません。多くの善意のテクノロジー専門家がいまだにもっている思い込みは、デジタル機器と接触さえすれば、読み書きを含めた学習においてシナプスが飛躍的に増えることになる、というものです。そのような考えは、子どもがもって生まれた好奇心だけで学習や読み書き能力を促進するのに十分だという、善意でも最終的には美化しすぎの思い込みに端を発しています。ニューマンとセラノの研究が強調しているように、好奇心と発見はすばらしくて、有意義で、必要ですが、十分ではありません。子どもたちはデジタルリテラシーについてたくさん学んでも、読み書きできるようになる方法についてあまり学ばないおそれがあります。

私のコンソーシアムが手がける世界的な読み書き能力の取り組み「キュリオス・ラーニング」の目標には、デジタル機器と理論にもとづくアプリを使って、とくに世界の辺境に住む文字を持たない社会の子どもたちの好奇心を利用することが含まれています。読字回路を刺激する試みにもとづいたこれらのアプリと活動は、デジタルプラットフォームでの読み方学習を促すと同時に、子どもの想像力を魅了するように設計されています。私たちはどちらの目標に向けても前進していますが、やるべき仕事はまだたくさんあります。成果が実証されている有効なアプリを設計することと、とくに親の関与に関してデジタル利用機会の格差に対処することと、両方に対する解決策を見つけるために、国内と世界中のさまざまなグループと協調して努力する必要があります。

現代よりもはるかに単純だった時代はあるにしても、人類にとって進歩はけっして簡単でなかったことは誰もが知っています。私は現実主義者であり楽観主義者でもあって、両方である理由をわかっています。地球規模でとくに励みになる傾向のひとつに、起業家ピーター・ディアマンディが創設した最近の「Xプライズ財団」がかかわっています。これは、タンザニアの子どもたちの英語とスワヒリ語両方の読みと学習のスキルを高められるデジタルタブレットを設計する研究チームに、高額の懸賞金を払うものです。もし成功すれば、この研究が多くのほかの試みにとってモデルになるでしょう。この懸賞の根底にある責任感と、ほかの世界的な読み書き能力への取り組みの増加によって、もし私たちが専門分野の境界も地理的境界も越えて協力すれば、世界が前進することでしょう。

最近アシュリー・ヴァンスが著したイーロン・マスクの伝記は、マスクが新たな読み書き能力についての「成人リテラシーXプライズ」に大きく貢献していることには言及していませんが、マスクの辞書では不可能という言葉はフェーズ1と訳されることを、はっきり指摘しています。この手紙に書いてきたバイリテラシーの提案は、フェーズ1を表しています。神経科学、教育、およびテクノロジーの知識、とくにさまざまなメディアとその影響に関する知識が増えれば、そして社会における利用機会の格差に注目すれば、私たちはフェーズ2に到達します。それはすなわち、印刷とデジタル両方の読みがもつ最高の特性を自分のものにした、コード・スイッチングをするバイリテラシー脳の形成です。
とても重要なことですが、デジタル読みモードの特性を何にでも当てはめるようになっている私やあなたの読字脳とちがって、次世代には、最初からはっきり異なる読字モードを発達させることが期待されます。次世代はそれらのモードを、自動的に異なる読字目的に展開するのです。たとえば、電子メールのためにはより速い「軽い読み」モードを使い、もっと深刻な素材のためには、おそらくたいていは文章をプリントアウトすることによって、深い読みモードを使うでしょう。もしこの仮説が正しいと証明されれば、どちらであれ優位なモードからの「にじみ」効果も少なくなり、さらに大切なこととして、子どもたちの読字脳が発達中にショートする可能性も低くなります。さらに、もしこの仮説が正しいと証明されれば、完全なバイリテラシー脳による柔軟な媒体切り替え能力をもつ子どもは、人類の知的発達をさらに助長し、そしてもしカローラとマルセロ・スアレス＝オロスコが正しければ、人々の共感や視点取得の能力も高めるでしょう。「私たちの唯一の世界」は二度祝福されるのです。

注意、記憶、接続、推論、分析、そして跳べ！

この手紙に書いてきたバイリテラシーの青写真のおかげで、私たちはどうすれば子どもたちが文化的境界の反対側に行けるようにできるのか、思い描くことができます。どんな媒体でも深い読みの特徴であるプロセス、すなわちarcia/tl (attend, remember, connect, infer, analyze/then LEAP!：注意、記憶、接続、推論、分析、そして跳べ！）のそれぞれを子どもたちに授けることがすべてです。この頭字語は、現代の大勢の若者の読みを特徴づける「tl;dr」現象に対する、半分だけ冗談の対抗手段を表しています。私は彼らの注意から洞察までの能力を改善し、方向を変えたいと思うのです。

小説家のパトリシア・マキリップが書いているように、「未来は——どんな未来も——単純に一歩ずつ心から出てくるものだった」。私にとって、これまで三通の手紙に書いた子どもたちの未来に関する考えがそうでした。かけがえのないものをなくさないように、現在の読字脳に保持しなくてはならないものを特定し、デジタルメディアの老若に対する副次的影響にひそむ避けるべき罠を指摘し、社会の格差、とくにデジタルと印刷の利用機会と親の役割をはっきりさせてきたのです。これらの考えを合わせると、私たちだれもが突きつけられているデジタルジレンマの未完の全体像がつかめて、現代の子どもたちのため、そして私たちのための、刺激的で複雑な未来が指し示されます。作家のフラナリー・オコナーのように「片目を細くして、すべてを神の恵みととらえることができる」のです。

しかし、その未来が何を約束するにせよ、いまの私たち熟練の読み手がもっているものを理解しなければ、私たちは人間のことをまったくわかっていないことになります。未来は——どんな未来も——良い読み手の真の価値と深い読みが生き方に果たす役割を、私たちが理解するかどうかにかかっています。

思いをこめて、メアリアン・ウルフ

第九の手紙

読み手よ、わが家に帰りましょう

本を読むにはある種の静けさ……が必要だ。過剰にネットワークが張りめぐらされたこの社会では、それを得ることは次第に難しくなっているようだ。……深く考える機会は少なくなり、注意力は散漫になっていき、ネットでは事情通の連中があらゆる情報を提供してくる。このような状況では、知識は幻想に取って替わられる。じつに魅力的な幻想に。ネットの世界はこう断言する。スピードこそが私たちを事実の解明へ導き、深く考えることより瞬時に反応することのほうが重要……と。……読書は一種の瞑想だ。……何かと注意が散漫になりがちなこの世界において、読書はひとつの抵抗の行為なのだ。……それによってわたしたちはふたたび時間と向き合う、ということだ。

——デヴィッド・ユーリン（『それでも、読書をやめない理由』井上里訳、柏書房）

ある規模を超えると、技術的選択からの異議もなくなってしまうのだ。……［それなら］私たちを……生きている世界へ連れ戻せるのは何か。私たちを家庭や互い同士に、また他の生き物に……連れ戻せるものは何だろうか。それは愛だと私は考える。……その愛には立場と行為が必要であり……。またそれは……責任を含んでいるが、それは……寛容から生まれたものである。この種の愛は、人間の知性が影響を持つ範囲……を示すものだろう。

——ウェンデル・ベリー（『言葉と立場』谷恵理子訳、マルジュ社）

親愛なる読者へ

幼いころの私が思っていた「良い読み手」とは、二教室だけの校舎の奥にある小さな二本の棚にぎっしり並ぶ本をすべて読める人でした。地下フロアまである何棟もの図書館を埋めるほど、たくさん本がある場所で勉強を始めたときには、「良い読み手」とはできるだけたくさんの本を読んで、それを自分の知識にするという意味にちがいないと考えました。長いあいだ教師がいなかった地域で若い教師をしていたときに私が考えたのは、もし子どもたちが「良い読み手」になるのを助けられなければ、彼らは家族と同じ年季奉公生活から抜け出ることはない、ということだけでした。初めて研究者になったときには、文章を理解しようとほかの誰よりも一生懸命努力するディスレクシア児と「良い読み手」を比較している研究が多いことにいら立ちました。最終的に、脳が言葉の意味を引き出すときに何をするか研究するようになると、「良い読み手」について考えるたびに自分がそれまで思っていた意味すべてが活性化することを知りました。

そして新しい意味も加えました。前にお話したように、アリストテレスは良い社会には三つの生活があると書いています。すなわち知識と生産の生活、ギリシャ人の余暇に対する特別な理解があっての楽しみの生活、そして最後に観想・熟考の生活です。「良い読み手」にも同じことが言えます。

良い読み手の第一の生活は、情報を集めて知識を得るところにあります。私たちはこの生活にどっぷり浸かっています。

第二の生活では、読むことのさまざまな楽しみがたくさん見つかります。純粋な気晴らしもありますが、他人の人生譚や、新たに発見された神秘の太陽系外惑星の記事や、息をのむような詩に没頭することも極上の喜びです。官能的なロマンスに逃避するのか、カズオ・イシグロやエイブラハム・バルギーズ、エレナ・フェッランテの小説のきめ細かに再現された世界に入り込むのか、ジョン・アーヴィングのミステリーやG・K・チェスタートンによる聖人の伝記やドリス・カーンズ・グッドウィンによる大統領の伝記で知力を働かせるのか、シッダールタ・ムカジーやユヴァル・ノア・ハラリとともに壮大な人類誕生の旅に出るのか、いずれを選ぶにしろ、私たちはあわただしく追われる日常生活からの最も経済的な逃避行をするために読むのです。

良い読み手の第三の生活は、読むことの完成形であり、ほかの二つの生活の終点です。それは熟考する生活であり、そこで私たちは——読んでいるもののジャンルにかかわらず——目には見えない個人の領域、私的な「停泊地」に入って、ありとあらゆる人間の存在について観想し、自分の想像力を超える真の神秘を抱く宇宙について思いを巡らすことができます。ジョン・S・ダンによると、私たちの文化はアリストテレスのいう良い社会の第一と第二の生活を完全に体現していますが、第三の観想・熟考の生活からは日に日に退いています。良い読み手の生活も同じだと、私は思います。

半世紀ほど前、哲学者のマルティン・ハイデッガーは、現代のようなテクノロジーによる創意工夫の時代にひそむ大きな危険は、「瞑想的思考への無関心」を生むおそれがあることだと感じていました。「そして人間はみずからの特別な性質――瞑想する存在であること――を否定し、投げ出してしまう。したがって、問題は人間の根本的性質を救うこと、つまり瞑想的思考を続けることである」。ハイデッガーのように、物質主義と消費主義の圧倒的重視や断片的な時間との関係によって、人間の瞑想的次元が脅かされることを心配する現代のデジタル文化評者はいくらでもいます。テディー・ウェインは『ニューヨーク・タイムズ』紙にこう書いています。「デジタルメディアは私たちを瞑想する思想家ではなく高帯域幅の消費者になるよう訓練する。私たちは歌や記事や本や映画を瞬時にダウンロードあるいはストリーミングし、(ほかにも提供される無限のリストに途中でつかまらなければ)それを消費し、また次の実体のないものへと進む」。あるいは、スティーヴ・ワッサーマンはウェブ新聞『トゥルースディグ』で、こう問いかけています。「インターネットで重視される加速の風潮は、私たちの熟考する能力を減じ、純粋な内省能力を弱めるのか？　日々押し寄せる情報は、現実的な分別に必要な空間を消してしまうのか？　……読み手は……私たちが忘れている何かが危険にさらされていることを、直感的にわかっている。本がなければ――というか読み書き能力がなければ――良い社会は消え、野蛮状態が勝利することを」

このようなデジタル文化に関する記述が真実かどうかを評価するつもりなら、私たちはひるむことなく自分自身を振り返り、読み手として、そして共有されている惑星の共生者として、現在のあり方を見つめなくてはなりません。私たちの思考の変化は、生き延びるために新しい刺激に注意を払う生物学的反射と同じくらい、刺激をたえまなく大量に浴びせる文化にも負うところが大きいのです。重要なのは、このような変化への気づきとともに次にどうするか、です。無視することによってマイナスの変化を増幅させるか、それとも増えた知識で正すかは、私たち全員が次に何をやるかにもかかっているのです。

私たちの内面にある熟考の次元は天与のものではなく、維持するための意志と時間が必要であることは、とかく忘れられがちです。与えられる時間――ミリ秒、時間、日――をどう計画するかは、たえまない変動の時代にあって、最も重要な選択かもしれません。エヴァ・ホフマンは美しいエッセイ「時間」のなかで、「内省の必要性、自分のはかなさを理解する必要性は、時間がくれる逆説的な贈り物であり、最高の慰めかもしれない」ことを考えるように訴えています。

私はこのホフマンの主張を、チャーリー・ローズによるウォーレン・バフェットとビル・ゲイツへのインタビューのなかで、ふと痛感させられました。バフェットに何を教えられたか訊かれて、ゲイツは「カレンダーを空白で埋める」ことを教わった、と穏やかに言いました。バフェットはいきなり手のひらサイズより小さなカレンダーを引っ張り出して、何も書いていない空白を見せ、静かに言います。「時間は人が買えないもののひとつです」。一瞬、誰もが沈黙し、カメラはその優しげな顔から動きませんでした。まるで、ごく単純なのに認めがたいその洞察を、フィルムに収めておこうとするかのように。

この時代、自分たちの内省する能力に注意を払えるかどうかは個人の選択の問題であり、個人としても市民としても、私たちにとってきわめて重大な意味合いがあります。ジョン・S・ダンはこの次元の喪失を、暴力や対立の増加と関係があると考えました。私はこの次元が徐々に失われていくことを、現代の環境が起こす予期せぬ後遺症の結果と見ています。つまり、つねに効率を求められ、目的もわからず「時間を買い」、けっして知識にならないがらくたのような情報と気晴らしが認知力の限界を超えて押し寄せるために注意のスパンが短くなり、けっして知恵にならない知識を主体性なく深く考えずに利用するようになった結果なのです。

二〇世紀前半、T・S・エリオットが『四つの四重奏』(岩波文庫)に、「知識に埋もれて知恵が見つからず、情報に埋もれて知識が見当たらない」と書いています。二一世紀の最初の四半世紀、私たちは日常的に、情報を知識に、知識を知恵に混ぜ合わせてきました——その結果、三つすべてが縮小しています。深い読みのプロセスを左右する双方向のやり取りに例示されるように、推論にもとづく批判的分析の能力に時間を配分してはじめて、読む情報を記憶に統合されうる知識へと変えることができます。そして自分のものになったこの知識だけが、今度は、新しい情報から類推と推論を引き出すことを可能にするのです。新しい情報の事実と価値を見わけられるかどうかは、この時間配分で決まります。しかしその報いは大きく、逆説的ですが時間そのものも返ってきますから、その時間を、さもなければ気づかずに生活の隅に押しやられかねないことに使えるのです。次節でも引き続き、第三の観想・熟考の生活から紡ぎだされる目に見えない結果に注目していきましょう。

観想・熟考の生活

喜びの時間

人が何かを読むとき、最後の数ナノ秒間に起こることすべてを視覚で追える人はいません。現在の脳画像手法の限界を超えているのです。私があなたと一緒に追いたいのは、読み手の第三の生活へとつながる目に見えない道筋です。そこでは、さまざまな形で時間を意識的に知覚しますが、まずは喜びの時間です。

その喜びの時間を知るために、読んだ最後の瞬間に、カルヴィーノが「感情と思考を落ち着かせ、成熟させ、あらゆる焦りや一時の迷いを振り払うためだけに過ぎる時間のリズム」と表現したものを、あなたに試してほしいのです。彼は書き手が時間の流れをゆっくりにする必要性を強調するために、ラテン語の「フェスティーナ・レンテー」を使っていますが、これは

「ゆっくり急げ」とか「ゆっくり早く」などと訳されます。私はこの表現をここで、あなたに第三の生活をもっと意識的に経験してもらうために使います。せわしなく眼を動かすのをやめて、思考を落ち着かせて穏やかにし、次に来ることへの準備を整えるやり方を知ってほしいのです。

私は子どもたちに、そのような認知忍耐力を身につけてほしいですし、あなたにはいま、失ったかもしれないものを取りもどしてほしいのです。フェスティーナ・レンテーによってあなたは、現在ほとんどの人が実行している「できれば速く、必要ならゆっくり」という切り詰めた読み方から解放されます。認知忍耐力をもつことは、意識的・意図的に注意を払えるような時間のリズムを回復することです。すばやく読み（フェスティーナ）、しかるのちに理解すべき考え、味わうべき美しさ、記憶すべき疑問、そして運がよければ展開すべき洞察を意識する（レンテー）のです。

この観点から考えると、フェスティーナ・レンテーは本書に示した読字の変化に関する考えすべてに通じる二つのことを象徴しています。まずマクロレベルで、デジタル文化への移行をどうやって乗り越えるのがいいかを教えてくれます。急いでその未来に立ち向かおう、でも思考力を尽くしてゆっくり検討しよう、と。ミクロレベルでは、良い読み手の読字回路の働き全体を象徴しています。私たちは知覚したものが概念に変えられるまでは自動的に解読しますが、そうなったときには意識的に時間がゆっくりになり、思考と感情が合流する精神作用の滝が自己のすみずみまで流れ落ちていきます。その内なる場所に急いで入るのはかまいませんが、立ち止まって生活を静め、その自己にとってのわが家を自分のタイミングで出る方法を学びなおしましょう。

私は自己という言葉を使うことを、かなり控えてきました。しかし、私たちはいま第三の読む生活の核心まで来ました。そこは自己とおそらく魂の両方が並んでいるわが家であり、他人の思考というレンズを通して、自分の状況をじっくり見ることができる場所です。読み手の内面にあって目に見えないこの自己のすみかを表現する試みとして、ヴァージニア・ウルフの『灯台へ』(岩波文庫ほか)のラムジー夫人の描写にかなうものはないと言っていいでしょう。ラムジー夫人はシェイクスピアの詩を読みながら、その一四行詩《ソネット》に関する自分の洞察を、自分の全人生や家族の人生につなげ始めます。彼女の存在全体が新たな理解と新鮮な喜びの波に覆われるのですが、彼女の夫は特有の見下すような態度です。それは愛する人を長く束縛してきた結果であり、そのせいで見る側は、相手が気づかないうちに思考と感情の激しい渦に巻き込まれているのがわかっていません。

ラムジー夫人のように、表面的な自己を離れて時間から解放されるときに入る場所を知っている人には、ほとんど比類ない喜びがあります。そのような喜びは、うれしがる性分や幸運によって生じる偶発的出来事ではなく、むしろ、そのための余裕と時間をつくる人が努力して得た思考と感情のたまものなのです。

きわめて悲惨な状況にあっても読書がもたらす喜びの、人生を変えるほどの重要性を教える歴史的人物として、ディートリヒ・ボンヘッファーに並ぶ人はほとんどいないでしょう。第三の手紙に書いたとおり、私がこれまで読んだなかでも屈指の感動的な本『ボンヘッファー獄中書簡集』（新教出版社）を彼が書いたのは、ナチス・ドイツに関する意見のせいで強制収容所に入れられたあとでした。書簡が浮き彫りにしているのは、自分が読むもの（著名な彼の家族が彼に送るよう手配できたぜいたくのひとつ）によって、あるいは仲間の収容者や看守に読み聞かせること——彼の書くものと同じように彼の人間性を表す行為——によって、追い詰められた揺るぎない精神が生き続けたことです。

書簡でとくに印象的なのは、ボンヘッファーが読むものすべてから得た純粋な幸福感であり、みずからのとても深い絶望にもかかわらず、彼はその幸福感を他人に伝えました。若い婚約者への一通の手紙に、彼はこう書いています。「あなたの祈りと優しい心遣い、聖書の一節、……楽曲、本——すべてが、かつてなかったほど生き生きと真に迫っています。私は目に見えないすばらしい王国で暮らしており、その現実の存在を信じて疑いません」。あらゆるものを奪われても最後まで彼を支えたのは、読むという行為のなかにある目に見えない聖域だったと、私は信じています。

彼が収容されていたブーヘンヴァルトから、アメリカによる解放とアドルフ・ヒトラー自殺のほんの数日前に彼が処刑されることになるフロッセンビュルクに移されるとき、ボンヘッファーが携えていたのは聖書、そしてゲーテとプルタコスの著書でした。神に対する信仰の書と、人生と自然の最も深い価値に対する永遠の希望を象徴する本が、死ぬまで彼を支えました。やはり収容されていたイギリス情報部員の言葉によると「私には彼がつねに幸福の空気、人生のどんな小さなことにも喜びを感じる空気を、発散しているように思えた。……彼は私が会ったことのある、神は現実であり自分に近いと思っている数少ない人の一人だった。……彼はまちがいなく私が会ったなかで最もすばらしく、最も愛すべき人だった」。私が自分の子どもやその子どもやあなたの子どもに望むのは、ボンヘッファーのように、さまざまなかたちの喜びを探すべき場所を知ることです。それは読む生活の秘密の場所と、求める人それぞれに与えられる聖所にあるのです。

私は少し前に、読む行為が発揮するこの次元の強さを示す現代の意外な例に驚かされました。パリのポンピドゥー・センターにあるリサーチ・アンド・イノベーション研究所の所長で哲学者のベルナール・スティグレールから、会議で私の研究を発表してほしいと招待されたのですが、私にとっては悩ましいイベントでした。そのあとの夕食には一五人もの男性と私自身が出席しましたが、私は残念ながら唯一のフランス語を話さない人間であり、唯一の女性でもあったのです。スティグレール教授の隣にすわり、その状況で自分の内気さを表すまいと決意して、私は会話の糸口をつかまえようと、彼がどうして哲学者になったのかと尋ねました。ほんの少し、でも私にもわかるくらいためらったあと、彼は言いました。「刑務所で」。礼儀正しくしようとする努力が伝わることを願っての、同じくらいわずかなためらいのあと、私は抑えられない質問をしました。「でも、なぜ？」。彼は答えました。「武装強盗。かなり長く刑務所にいました」

私は思わずとっさに考えついた仮説を口走りました。「あなたは政治的な……フランス赤い旅団のメンバーだったのですか？」。それをきっかけにスティグレール教授と私は、投獄された人の人生に起こることについて会話を交わしたのです。彼の場合、原因は道義心と犯罪の両方にありました。ネルソン・マンデラが『自由への長い道』（日本放送出版協会）で話していること、あるいはマルコムXが自伝で語っていることと同じように、スティグレールも最初は刑務所の現実から逃げるために、そしてその後は学びたいというほぼ飽くことのない欲求のために、本を読みました。イギリスの「リーダー・オーガニゼーション（読者組織）」の無償の取り組みと同じように、ボランティア団体が毎週届けてくれた本で彼は哲学を知ったのです。服役最後の年には、一日に一〇から一二時間も読書をしており、そのときには人生で前にも後にも

「類のない満足と喜び」を感じたと表現しています。

その後の話はパリジャンの伝説です。著名なフランス人哲学者のジャック・デリダが、スティグレールが釈放されたら会いたいと願い出ました。会合が実現したあと、スティグレールは大学に入り直し、デリダとともに学位論文を完成させ、フランス屈指の論争好きだが啓発的な哲学者になりました。人間はテクノロジー文化のなかでどうすれば有意義な人生を送れるのかについて、新たな視点をつくり出そうという一連の取り組みが、彼のライフワークになったのです。詳細はほかに譲りますが、「治療効果のある毒を含む薬」を意味する彼のファルマコンという示唆に富む概念は、テクノロジーが社会にもたらす複雑な貢献に関して、私自身の見方を磨くのに役立ちました。しかし私がパリから持ち帰ったのは、現代思想に対する彼の難しい弁証法的貢献だけではありません。逆境に負けずに自己を維持することにも、思考の方向を自己を超えた他人の利益に向けることにも、読書が貢献する実例を知ることができたのです。

社会的利益のための時間

私たちはみずからつくり出したテクノロジーによって、そして身に降りかかるたえまない情報の集中砲火によって、あまりに気を散らされ圧倒されているので、興味を引きつける本に没頭することは、かつてないほど社会的に有益に思われる。……書くために、だが真剣に読むためにも、身を置かれなくてはならない静寂の場所は、本当に責任ある意思決定ができて、本来は恐ろしくて手に負えない世界と実際に生産的にかかわることができる場所なのだ。

――ジョナサン・フランゼン

ボンヘッファーとスティグレールは、第三の読む生活が本来は無理な状況で自己を支え、他人への模範的貢献の基盤になった人物の例です。ジョナサン・フランゼンの言う「静寂の場所」は、読む行為のおかげで私たちが自力で批判的に考え、責任ある決定を下すことができる内省的領域であり、その過程で読む行為は社会的に有益な行為になるのです。

マリリン・ロビンソンは国としての私たちの価値に関する最近のエッセイに、こう書いています。「私たちはボンヘッファーがそうだったように出発点に立っており、私は彼の人生を手本とし、どんな時代のどんな社会もモラル崩壊を免れないと知ったうえで、見たままの歴史的瞬間の重さについて話さなくてはならないと思っている。……私たちは彼のおかげで、私たちより前に彼が学んだ苦い教訓を知っている。このような難題は手遅れになるまで理解されないおそれがある」

私たちはロバート・ダーントンが言う歴史的な「かなめの時」に生きており、まったく新しい形式の――最終的には完全に倫理にかなったものになる――コミュニケーション、認知、そして選択に向かう途中です。これまでのほかの激動期とはちがって、私たちには直面する難題を手遅れになる前に理解するのに必要な、科学とテクノロジーと倫理的想像力があります――ただし、理解することを選ぶならの話です。前述のように、向き合うべき現実としてあまりに多くの選択肢を突きつけられると、私たちは怠慢におちいり、あまりよく考えなくてもいいような情報に頼るおそれがあります。そうなると、前に何をどう考えたかに一致するという理由で選んだ情報源にもとづいて、自分は何かを知っていると考える人が多くなります。したがって、私たちは一見うまく情報武装していても、より深く考えるモチベーションも、ましてや自分と異なる観点に立ってみようとするモチベーションも、どんどん低下するようになります。自分は十分に知っていると考えてしまうのは本人を誤らせる心理状態であり、さらなる内省をさまたげて、自分の代わりに他人に考えてもらおうと扉を開く、消極的な認知的現状満足へとつながってしまうのです。

これは昔から知られている、知的、社会的、倫理的な怠慢と、社会秩序のほころびを生む温床です。ここで問題になるのは本書の究極のメッセージ、すなわち、私たちが可能性に気づかないままなら、強くても弱くてもどんなバージョンであれデジタルチェーン仮説により、私たちは内省能力を使わなくなるおそれがある、ということです。これは民主社会の未来に重大な意味合いをもちます。理由はどうあれ、どんな媒体に関してであれ、どんな年齢であれ、個々人の分析と内省の能力が退化して次第に使われなくなることは、真の民主社会にとって最悪の敵です。

二〇年前にマーサ・ヌスバウムが、考えることを人に譲ってしまった市民の影響されやすさと意思決定について書いています。

技術的に有能であっても、批判的に考え、自分自身を省み、他人の人間性と多様性を尊重する能力を失った人々の国になることは悲惨である。それでも、これらの努力を支持しなければ、私たちはそのような国で暮らすことになる。したがっていまこそ、自分自身の論理的思考に責任をもてる市民、異なる人や外国人を反撃すべき脅威ととらえるのではなく、探って理解してと誘っているのだと考える市民を、生み出すための取り組みを支援し、本人の知性と市民としての能力を高めることが重大な急務なのだ。

思慮深くて思いやりのある多様な市民を求めるヌスバウムの主張は、これ以上ないほど差し迫っており、時宜にかなっています。自分がどう考えるかを分析する能力を次第に失っているなら、自分たちを支配する人々がどう考えるかを冷静に分析する能力も失います。社会が自身の行動を分析せず、いかに考え、何を恐れるかを命じる者に分析力を譲ってしまうと何が起こるかは、二〇世紀の最悪の残虐行為が悲惨に物語っています。ボンヘッファーは、この昔のシナリオを独房からこう描写しています。

もっと注意してみれば、政治的なものでも宗教的なものでもあらゆる権力の暴力的な誇示は、人類の大半に愚行を噴出させることがわかる。それどころか、これは実際に心理学的・社会学的法則のように思える。一部の人間の権力はほかの人間の愚行を必要とするのだ。たとえば知的能力など、人間の特定の能力が発育不全になったり損なわれたりするのではなく、むしろ、権力の急激な台頭が圧倒的な印象を与えるせいで、人々は自主的な判断を奪われ……新しい事態を自力で評価しようとするのをあきらめてしまう。

したがって二一世紀最大の誤りの二つは、二〇世紀の誤りを無視すること、そして次第に亀裂が深まりつつある社会にあって、私たちが批判的分析力と自主的判断をすでに他人に譲り始めているかどうかをきちんと判断できないことです。そのような集団的批判能力の低下がすでに始まっていることに、異議を唱える人はほとんどいないでしょう。その低下が始まっているのは誰で、なぜなのかのほうに異論があるのです。

読字脳の変化はほとんどがデジタル文化への適応強化を反映していますが、その研究が民主社会に意味をもつとは、私は想像もしていませんでした。しかし、それが私の結論です。ウンベルト・エーコとカルロ・マリア・マルティーニ枢機卿の対話のなかで、枢機卿はこの結論に関連する、時代を超越した民主的プロセス観を繰り返しています。「民主制のデリケートな駆け引きは、そのようなやり取りが秩序ある共同生活の基盤となる集団的道徳心を高めると願って、意見と信念による対話を養います」

書記言語の発明が人類にもたらした最も重要な貢献は、推論にもとづく批判的論法と内省する能力のための民主的土台です。これは集団的良心の基礎です。二一世紀の私たちが、きわめて重要な集団的良心を維持するつもりなら、社会のメンバー全員が、深くかつ上手に読んで考えることができるようにしなくてはなりません。どんなメディアであれ、情報を慎重に、批判的に、賢く処理する責任を市民一人ひとりが負っていることを、子どもたちに教育し、市民全員に再教育しなければ、社会として失敗します。そして、自分と意見を異にする人々の内省し推論する能力を認めて理解しなければ、二〇世紀の社会と同じくらい確実に、私たちも社会として失敗するのです。

法学者のナディーン・ストロッセンが近著『憎悪――なぜ私たちは弾圧ではなく言論の自由によって抵抗すべきなのか』に説得力ある言葉で書いているように、市民全員の権利、思想、大志が尊重され、表明の場を与えられ、そのことを立場に関係なく市民が信じてはじめて、民主主義は成功するのです。民主主義においてあまり議論されない大きな危険の種が生まれるのは、異なる意見の表明からではなく、全市民が意見を形成するのに知力を駆使できる教育が保証されないことからです。教育が実現されないときに生じる穴は、大衆扇動への脆弱性につながることは避けられません。大衆扇動が起こると、うそであおられた希望と恐怖が理性をしのぎ、内省的思考能力は、合理的で共感できる意思決定への影響力とともに弱まってしまいます。

ほとんどの人は、このようなことにいっさい気づきません。私が最近行なったヘッセの『ガラス玉演戯』を読む実験もどきが示しているように、内省能力をだんだんに使わなくなっていることへの個人的な認識も、ましてや社会全体の認識も、弱くて穴だらけです――もはや内省能力は検証すべきものであって信頼などできません。現代の若者は外部の情報源に頼りすぎで、自分が何を知らないかを知らないことも心配ですが、同じくらい心配なのは、彼らを導くべき私たちが、自身の思考が知らぬ間に狭まっていること、複雑な問題に注意を払う時間がわずかに短くなっていること、一四〇文字以上を書き、読み、考える能力が思いがけず低下していることに、気づいていないという事実です。私たちだれもが、自分はどんな読み手、書き手、考え手なのかを、確認しなくてはなりません。

社会の良い読み手は、そのカナリア——メンバーにとっての危険を察知する——であり、なおかつ共通する人間性の守護者です。第三の読む生活の最終的な恩恵は、情報を知識に、知識を知恵に変えられる能力です。実際、マーガレット・レヴィが利他主義の基礎として示唆するように、最高の知力と共感力を善行の能力とあわせもつことが、人類が存続している理由かもしれません。これらの能力が危機に瀕すれば、良い読み手が危機に瀕すれば、私たち誰もが危機に瀕します。もし良い読み手が支えられれば、デジタル文化の弱点に対する防御手段だけでなく、私たちの文化の将来的な最大の可能性を推進するカギも手に入ります。そのカギとは、知恵ある行動なのです。

知恵の時間

> 結論として、知恵とは熟考だけでなく、行動だけでもなく、行動する熟考である。
>
> ——ジョン・S・ダン

良い読み手の第三の生活が与えるすべての贈り物のうち、認知の最高の形態である知恵は、その究極の表現です。哲学者のチャールズ・テイラーは『言語動物』の言語に関する啓発的なくだりの冒頭に、知恵の探求の根底にある人間の「明瞭な言葉として発したいという欲求」を生き生きと描いたヴィルヘルム・フォン・フンボルトを引用しています。「『言語に直接含まれてはいないが、言語に駆り立てられて〔心／魂〕が提供するはずのものがあるという感覚と、次に魂が感じるあらゆるものを音とつなぎたいという〔衝動〕』がつねにある」。テイラーの見方では、「言語を有する」ことの本質は「明瞭な発話がもつ力を伸ばそうとすることに継続的にかかわる」のです。

良い読み手の第三の生活における経験も同じです。宇宙を真の意味できちんと理解し、その展望にもとづいた生活を送るために、最高の思考を獲得し表現しようとすることに継続的にかかわるのです。そのような探求を始めることが深い読みの最終目標であり、それは知恵の始まりであって終わりではありません。プルーストがかつて明瞭に表現したとおり、「〔著者の〕知恵の終わりは私たちの知恵の始まりにすぎない」のです。これまで数年間、私はこの言葉を念頭に、いつ筆を置いて、良い読み手——親愛なる読者のあなた——に私たちすべての前途にある仕事を引き継ぐ心構えをしてもらうべきか、判断しようとしてきました。

読書と良い読み手の未来

言葉の仕事は崇高だ……なぜなら生み出す力があるから。私たちのちがいを、私たち人間のちがいを、私たちがほかのどんな生きものともちがうことを確信させる意味をつくり出すから。私たちは死ぬ。それが命の意味かもしれない。しかし私たちは言語を操る。それが私たちの命の尺度かもしれない。

——トニ・モリスン

第一の手紙から最後の手紙まで、本書は人間主導の偉業である読字脳をたたえています。そのなかで私が望んだのは、私の懸念について、読者であるあなたと対話することでした。第一に、デジタルメディアの特性を反映する読字脳の可塑性そのものが、最も大切な思考プロセス——批判的分析、共感、熟考——の退化を、民主社会に害がおよぶほど早めるのでしょうか？第二に、現代の若者はこの同じ思考プロセスの形成が脅かされているのでしょうか？確かにこれらの人間的プロセスそれぞれが、つねに危機に瀕しています。それでも、どれも何世紀にもわたって進展してきました。私たちはそのことに慰めを見いだせます。

第三の懸念には、それほど安心できません。なぜなら、その懸念は一方で私たちの発達にとって有益でもあるからです。私たち人間は生まれながらに、自分の能力を高めて自分の認めている限界を超えたいという、あくなき欲求をもっているようです。それができないときには、やってくれる新しいツールやテクノロジーをつくり出します。実際、人間の脳に可塑性があるからこそ、私たちはそれができるのです。しかし脳の可塑性は、私たちがテクノロジーによる新しいツールを用いて自分たちの知覚や知力の限界を否定しようとするとき、いくつかの能力（注意や記憶など）を修正することについて独自のやり方ももっています。存続するには環境が厳しかったせいで種全体や形質や能力が消えた、進化過程の「失敗」があったように、私たちが新たに不可欠になったスキルを熱心に獲得するとき、認知能力の後成《エピジェネティック》的な変化に失敗が生じるかもしれません。そうしたスキルは将来の備えにはなりますが、その将来にどんな変数がかかわるのか、ほとんど想像もつかないのです。

これは、現在の読字回路でつながってはいるけれど脅かされつつある認知、感情、および倫理のプロセスに、現時点で表出しているデジタルジレンマです。いままで読み手としての私たちをつくってきたこれらのプロセスを省くのは、どれだけ容易なことでしょう。たくさんの知識をすばやく獲得する新しいやり方に飛びついて、読む情報とそれに対する分析や熟考とのギャップ拡大を無視するのは、どれだけ簡単なことでしょう。少し立ち止まって、次に自分たちがどうなりたいのか、将来世代の読字脳ではどんな能力の組み合わせがベストなのか、ありったけの知力を使って検討することが、デヴィッド・ユーリンが表現しているように「抵抗の行為」になるでしょう。

深く読む脳とは本物の肉と頭蓋骨からなる現実であると同時に、人間の知力と徳が発展し続けることの象徴でもあることを、そろそろあなたもわかってきたでしょう。私は将来世代でそれがショートしてしまうことを心配しすぎなところがあるにしても、同時に、人類の急激に高まっている知的、感情的、倫理的な力すべてを統合する、深い読みの回路の多能性に期待し、それを信頼しています。

いまは私たちの時代の「かなめの時」です。自分たちの人生を真に見定めると決意するべき時です。この文化的、認知的な岐路で賢く行動すれば、チャールズ・ダーウィンが人類の未来に期待したことと同じように、人はもっと精巧な「きわめて美しい形態が際限なく」発展できる読字脳回路をつくり上げるのだと、私は信じています。

フェスティーナ・レンテー、親愛なる良い読み手のみなさん。わが家に帰りましょう。

幸運を祈って、メアリアンより

＊本書の「注」は www.intershift.jp/yomu.html よりダウンロードいただけます。

謝辞

「どの本にも独自の命がある」。これは先見の明あるハーパーコリンズ社のゲイル・ウィンストンが、一〇年前に私が最初の本を書き上げたときに語った言葉です。いまそのことを思うのは、この言葉がとくに本書に当てはまるからです。企画を温め育てるのに、多くの人が力を貸してくれましたが、その筆頭が母のメアリー・エリザベス・ベックマン・ウルフです。彼女は一見平凡な女性でしたが、じつは非凡で、おそらく頭脳明晰な独学者であり、人生最後の週まで読むことをやめず、子どもや孫やさらにはひ孫全員の成長を促し続けました。彼女が亡くなる二日前、私は無二の親友である彼女にこの本を捧げると、話すことができました。彼女はきっと私の言葉を聞いていたにちがいありません。いつも聞いてくれていたし、運がよければ、いまも聞いてくれています。

二人の息子、芸術の世界にいるベン・ウルフ・ノームと、グーグルに勤めるデイヴィッド・ウルフ・ノームは、携帯メールを打っているときや、同時にいろんなことをしているとき、私の言うことなど聞いていないかのように見えますが、聞いているのだと私はわかっています。彼らのとても鋭い洞察がいま私を導いてくれており、その逆も真であることを願います。本書のために彼らが提案してくれたタイトル(たとえば『tl;dr!』)は使われなかったとしても、中心的テーマに関する彼らのさまざまな考えは、執筆中に私が心のなかで繰り返した対話の一部になっています。私は彼らを深く愛し、言いつくせないほど感謝しています。

当然、本書の執筆にさまざまなかたちで貢献してくださった大勢の人々にも、言いつくせないほど感謝しています。担当編集者のゲイル・ウィンストンと、著作権代理人のアン・エーデルスタインは、この作品をともに生み出したと言っていいでしょう。どの草稿にもこれ以上ないほどの慎重かつ適切な助言をくれました。私はかつて二人を、私にとってのダンテが愛したベアトリーチェだと考えていましたが、いまでは、欠くことのできないグリア細胞、足場を組み、傷を癒し、接合し、脳の最初のニューロンをついのすみかへと導く、特殊な細胞だと考えるようになりました。だから、本書が最終版へと移行するあいだ、アンとゲイルが支えてくれたのです。そんな用語はわかりにくいと思う人がいるとしても、私にとってそれは非凡な専門家の女性二人への最高の褒め言葉であり、二人を友人と呼べることをありがたいと思います。ほかにも深く感謝している友人が二人います。一人はアウレリオ・マリア・モットーラ博士、イタリアの出版社ヴィータ・エ・ペンシエロの重役で、第一から第四の手紙に言語と文学に対する力強い洞察を加えてくれました。もう一人は脚本家のカシー・テンペルズマンで、タイトルについて親切に手助けしてくれました。

私のどの本も記事もエッセイも、タフツ大学読字・言語研究センター（ＣＲＬＲ）の同僚研究者や大学院生による長年にわたる研究なしでは、書くことができませんでした。リストの最初に来るのはいつも、元副所長で児童言語学者のステファニー・ゴットヴァルトです。彼女と同じくらい子どもたちにのめり込んでいるのは、長年にわたってＣＲＬＲでともに働いている人たちだけです。その面々は、キャサリン・ダネリー・アダムス、マヤ・アリヴァサトス、ミリット・バージライ、スリナ・バショー、テリー・ジョフィ・ベナリー、キャスリーン・ビドル、エレン・ボアゼル、パトリシア・バウアーズ、ジョアンナ・クリストドーロー、コリーン・カニンガム、テリー・ディーニー、パトリック・ドネリー、ウェンディ・ギャランテ、イヴォンヌ・ジル、エリック・クリックマン＝トンドロー、アネリ・ハーシュマン、タミ・カツィール、シンシア・クリュッグ、リン・トーマー・ミラー、マヤ・ミスラ、キャシー・モーリッツ、エリザベル・ノートン、ベス・オブライエン、メリッサ・オーキン、アリッサ・オローク、オラ・オゼルノフ＝パルチク、キャサリン・ストウッドレー、キャサリン・ウルマン＝シェイド、ローラ・ヴァンダーバーグほか、紙面の都合で載せられない人も大勢います。本書では、ミリット・バージライのテクノロジーと子どもに関する助言と考えに、タミ・カツィールとメリッサ・オーキンの流暢さと感情に関する重要な新しい洞察に、オラ・オゼルノフ＝パルチクの読字予測と音楽に関する優れた研究に、ダニエラ・トラフィカンテとヴァレンティナ・アンドルフィのイタリア語版ＲＡＶＥ‐Ｏプログラムに関する刺激的な研究に、忘れずに感謝したいと思います。

昨年、ニールマラ・シン・モハンは、ゴットヴァルト博士およびオーキンとともにセンターの活動の調整を手伝ってくれただけでなく、この原稿を出版する準備も独力で助けてくれました。名誉勲章に値します！　同様に勲章に値するのは、アメリカン大学の多作な神経科学者キャサリン・ストウッドレーです。これまで三冊の私の著書に、読字脳のユニークで風変わりなイラストを描いてくれました。天は彼女に二物を与えています。

ほかに三つの同僚グループが、ここ数年にわたって、私の研究プログラムを補強・拡張してくれています。私の国立小児保健発育研究所（ＮＩＣＨＤ）の研究パートナーで親友であるロビン・モリスとモーリーン・ロヴェットと私は、ディスレクシアその他の読字障害を抱える子どもたちへの治療介入について、二〇年以上にわたってともに研究しています。この研究に対して、レイド・リヨンおよびペギー・マクカードル指揮のもとにあるNICHDからの多大な支援に、心から感謝します。モーリーンとロビンは私の研究グリア細胞であり、またとない最高の同僚だと思っています。二人とも、ステファニー・ゴットヴァルト（そう、彼女はたくさん肩書があるのです！）、ティンスレー・ガリアン、そして私のMITメディアラボの同僚で社会的ロボット研究者のシンシア・ブリジール、さらにはエリック・グリックマン＝トンドローとテイラー・トンプソンとともに、最新の世界的な読み書き能力に関する共同研究（キュリオス・ラーニング）にもかかわっています。

ごく最近、UCLAの友人で同僚のカローラとマルセロ・スアレス＝オロスコの、社会的正義と子どもに関する重要な研究――移民の子どもたちの生活に関する進行中の研究から、複雑で多様な学習者に関する共同研究まで――のお世話になりました。彼らと神経学者のアントニオ・バットロ、そしてローマ教皇庁科学アカデミーのマルセロ・サンチェス・ソロンド司教のおかげで、読み書き能力に関する私の研究を、世界の権利を奪われた子どもたちについてのバチカンの会合で、何度かプレゼンテーションする機会をいただきました。関連する研究で、UCSF医学部の同僚のフミコ・ヘフトとディスレクシアセンターのマリア・ルイザ・ゴルノ＝テンピニに、ディスレクシアに関する最先端の神経科学研究を行ない、私たちの学校での応用に協力していただいたことへの謝意を表します。カリフォルニア中の同僚とともに、公立と私立両方の大学、診療所、および学校で、できるだけ多くの子どもたち、とくに読字と学習に問題を抱える子どもたちに、読み書き能力を身につけさせる取り組みを連係して行ないたいと思っています。

ともに研究を行なったことはありませんが、ケンブリッジの友人は女性作家みんなが必要とするサポートをしてくれます。つまり女性作家と女性芸術家との交流です。すばらしい小説家のギッシュ・ジェンとアレグラ・グッドマン、ボストンの建築家メリアン・トンプソン、ハーバード大学の鱗翅類研究者のナオミ・ピアス（ウラジミール・ナボコフがチョウの移動パターンの研究で正しかったことを証明した人！）に、一〇〇回も朝食をともにしながら、まねできないほど励まし、友情を育んでくれたことを、これからもずっと感謝します。ジャクリーヌ・オールズへ、同じくらい数多くの昼食をともにしてくれたあなたほど良き友人はいませんでした。デボラ・デュメーヌ、レノーラ・ディキンソン、そしてクリスティン・エルブ＝ソマーへ、友人との夕食ほどすてきなものはありませんでした。

本書のための研究は、タフツ大学の経営陣、とくにディーン・ジェイムズ・グレーザー、ディーン・ジョー・アウアー、そしてアンソニー・モナコ総長の多大な支援がなければ、実現しませんでした。私がこの本をスタンフォード大学の行動科学先進研究センター（ＣＡＳＢＳ）で書くために、二年間の休暇を取ることを許すどころか勧めてくださいました。ＣＡＳＢＳにも感謝します。エリオット・ピアソン小児研究人間発達学部と認知科学プログラムの同僚にも、たくさん支えていただきました。とくにチップ・ギドニー、レイ・ジャックンドフ、フラン・ジェイコブズ、ジーナ・クーパーバーグ、そして学部長のデイヴィッド・ヘンリー・フェルドマンに感謝します。親友で非凡なタフツの同僚だった故ジェリー・メルドンのことは、私を含めて彼を知っていた人みんな、けっして忘れません。

ＣＡＳＢＳは、この本だけでなく私の本すべての命に、特別な場所を占めています。マーガレット・レヴィ（彼女の「互恵行動」に関する研究について「第九の手紙」の注を参照）の賢く先見の明ある指揮のもと、CASBSが私と仲間の学者に知的保護区を提供してくれたおかげで、私たちは、執筆し、分野の境界を越えて議論し合い、そのプロセスを通じて新しい考え方の方向を生み出すことができました。CASBSのスタッフみんな――マーガレットや副所長のサリー・シュローダーから、私の大好きなテクノロジー専門家のラヴィ・シヴァナまで――が、内省とその産物のために比類ない空間をつくってくれました。この本の命はそこで始まったのです。

そして世界屈指の美しい村、フランスのタロワールでの夏へと続きました。そこのアヌシー湖畔にタフツが国際センターと夏季学校を所有しているのです。タロワール・プログラムの指導者ガブリエラ・ゴールドステインの気前の良さと親切のおかげで、私はここ数年、夏の一部をそこで過ごし、フランス人芸術家のロール・テスニエールのスタジオで、この本を書きました。このすばらしい女性二人に、心から感謝しています。

もう一人、私がことあるごとに感謝しているすばらしい女性がいます。ご主人のブラッドとともに、読字の治療介入と世界的な読み書き能力に関する、この数十年の私の研究を可能にしてくれている、バーバラ・エヴァンスです。彼女とブラッドは、私の介入研究の大部分や大勢の大学院生の訓練に、資金を提供してくれました。院生たちはその後、教師になったり、読み書き能力やディスレクシアの研究を行なったりしています。何より、バーバラは私にとって優しさとひらめきの源であり、つねに支えてくれて、つねに私や知人全員を、あらゆる場所の子どもたちを助けるために最善を尽くすよう、穏やかに促すのです。バーバラとブラッドは、私が知っているなかで最もすばらしい二人です。

この感謝の思いを、始めたところで終わりたいと思います――私の母、家族、友人です。私の両親は想像できるかぎり最高の親であり、四人の子どもたち、ジョー、カレン、グレッグ、そして私それぞれを、知っているかぎりの方法で最善を尽くしてサポートすることを、けっしてやめませんでした。私は両親だけでなく、きょうだいとその配偶者であるバーバラ、バリー、ジーンにも恵まれています。これはけっして偶然ではなく、フランクとメアリー・ウルフの身体的・道徳的・精神的遺産を守ろうとする、私たち全員の懸命な努力と幸運のたまものです。

最愛の健在な友人たち、妹のカレンとハイディとトーマス・バリー、シンシア・コレッティ・スチュワード、クリスティン・ヘルブ＝ソマー、アウレリオ・マリア・モットーラ、そしてロッテ・ノーム、それからいまは亡きウーリ・ケスパー・グロスマン、ケン・ソコロフ、デイヴィッド・スウィーニー、タミー・アンガー、そして私の師であり友であったジョン・S・ダン神父にも、同じことを感じます。神父の研究が本書全体にわたる私の考えに寄り添っています。

読者のみなさん全員にも、ありがとうと言います。あなたがたがいなければ、この本を書くことはできませんでした。これが「本それぞれに独自の命がある」の裏の意味なのです。

Michael Dirda, excerpts from *Book by Book: Notes on Reading and Life*. Copyright © 2006 by Michael Dirda. Reprinted by permission of Henry Holt and Company, LLC. マイケル・ディルダの引用文

Excerpt from *Evolving Ourselves: How Unnatural Selection and Nonrandom Mutation are Changing Life on Earth* by Juan Enriquez and Steven Gullans, copyright © 2015 by Juan Enriquez and Steven Gullans. Used by permission of Current, an imprint of Penguin Publishing Group, a division of Penguin Random House LLC. All rights reserved. フアン・エンリケス、スティーヴ・ガランズの引用文

Pope Francis, excerpt from Homily during the Mass at Manger Square (Bethlehem), Sunday, May 25, 2014. Copyright © Libreria Editrice Vaticana. Reprinted by permission. 教皇フランシスコの引用文

Patricia Greenfield, excerpt from "Technology and Informal Education: What Is Taught, What Is Learned," *Science* 323, no. 5910 (Jan. 2, 2009), 71. パトリシア・グリーンフィールドの引用文

From *Discourse on Thinking: A Translation of "Gelassheit"* by Martin Heidegger. Translated by John M. Anderson and E. Hans Freund. Copyright © 1959 by Verlag Gunther Neske. Copyright © 1966 in the English translation by Harper & Row, Publishers, Inc. Courtesy of HarperCollins Publishers. マルティン・ハイデッガーの引用文

From "For Sale, Baby Shoes, Never Worn" by Ernest Hemingway. Copyright © Hemingway Foreign Rights Trust. Reprinted with the permission of Scribner, a division of Simon & Schuster, Inc. All rights reserved. アーネスト・ヘミングウェイの引用文

From *Surfaces and Essences: Analogy as the Fuel and Fire of Thinking* by Douglas Hofstadter and Emmanuel Sander, copyright © 2013. Reprinted by permission of Basic Books, an imprint of Hachette Book Group, Inc. ダグラス・ホフスタッターとエマニュエル・サンダーの引用文

Jennifer Howard, excerpt from "The Internet of Stings" from *Times Literary Supplement* (November 30, 2016). Reprinted by permission. ジェニファー・ハワード「人を刺すインターネット」から引用

Jonah Lehrer, excerpt from "The Eureka Hunt" from the *New Yorker* (July 28, 2008). Copyright © 2008. Reprinted with the permission of Condé Nast Publications, Inc. ジョナ・レーラーの引用文

Excerpt from the Nobel Lecture in Literature, 1993, by Toni Morrison, 1993 by the Nobel Foundation. Used by permission of Alfred A. Knopf, an imprint of the Knopf Doubleday Publishing Group, a division of Penguin Random House LLC. All rights reserved. トニ・モリソンの引用文

Andrew Piper, excerpts from *Book Was There*. Copyright © 2012 by Andrew Piper. Reprinted with the permission of the University of Chicago Press. アンドリュー・パイパーの引用文

クレジット

Excerpt from *A Manual for Cleaning Women* by Lucia Berlin . Copyright © 2015 by the Literary Estate of Lucia Berlin LP. Reprinted by permission of Farrar, Straus and Giroux, LLC. ルチア・ベルリン『掃除婦のマニュアル』から引用

Copyright © 1983 by Wendell Berry from *Standing by Words*. ウェンデル・ベリーの引用 Reprinted by permission of Counterpoint.

Taken from *Bonhoeffer: Pastor, Martyr, Prophet, Spy* by Eric Metaxes. Copyright © 2010 by Eric Metaxes. Used by permission of Thomas Nelson,thomasnelson.com. Dietrich Bonhoeffer, excerpt from *Letters and Papers from Prison*, *The Enlarged Edition*, edited by Eberhard Bethge. Copyright © 1953, 1967, 1971 by SCM Press, Ltd. Reprinted with the permission of Simon & Schuster, Inc., and SCM–Canterbury Press, Ltd. ディートリヒ・ボンヘッファー『ボンヘッファー獄中書簡集』から引用

Stewart Brand, excerpt as found in Steven Johnson, "Superintelligence Now" from *How We Get to Next* (Oct 28, 2015), https://howwegettonext.com/superintelligence-now-eb824f57f487. Reprinted by permission of the author. スチュワート・ブランドの引用文

Italo Calvino, excerpts from *Six Memos to the Next Millennium*, translated by Patrick Creagh. Copyright © 1988 by the Estate of Italo Calvino. Reprinted with the permission of the Wylie Agency, LLC. イタロ・カルヴィーノ『アメリカ講義――新たな千年紀のための六つのメモ』から引用

Billy Collins, excerpt from "Dear Reader" from *The Art of Drowning*. Copyright © 1995. Reprinted by permission of the University of Pittsburgh Press. ビリー・コリンズの引用文

Stanislas Dehaene, excerpt from *Reading in the Brain*. Copyright © 2009 by Stanislas Dehaene. Used by permission of Viking Books, an imprint of Penguin Publishing Group, a division of Penguin Random House, LLC. スタニスラス・ドゥアンヌの引用文

The Poems of Emily Dickinson, edited by Thomas H. Johnson, Cambridge, MA: The Belknap Press of Harvard University Press, Copyright © 1951, 1955 by the President and Fellows of Harvard College. Copyright © renewed 1979, 1983 by the President and Fellows of Harvard College. Copyright 1914, 1918, 1919, 1924, 1929, 1930,1932, 1935, 1937, 1942, by Martha Dickinson Bianchi. Copyright 1952, © 1957, 1958, 1963, 1965, by Mary L. Hampson. エミリー・ディキンソンの詩の引用

私たちは、いま「読む脳」の歴史的な大転換期に生きている。それは口承文化から書き文字文化への移行や、グーテンベルクの印刷革命にも比肩しうる出来事だ。こうした変容を目の当たりにするには、電車に乗るだけで十分だろう。多くの人が（きっとあなたも）、読んでいる（見ている）のは、スマホやタブレットなどのデジタル機器に違いない。実際、さまざまな統計でも、パソコンを含めたデジタル機器への接触時間はどんどん伸びる一方だ。

紙の本をはじめとする印刷媒体から、デジタル媒体へ——私たちの読む体験は劇的に変わろうとしている。では、そのことは、読む脳にどんな影響を及ぼすだろう？　そもそも紙とデジタルでは、読む脳の回路にどんな違いがあるのか？　デジタル脳がますます優勢になり、紙で読む脳まで変えてしまうのか？　そうなれば、私たちの文化や社会はどこへ向かうだろう？

読む脳（読字脳）の研究者として国際的に知られる著者は、こう次々に問いかける。前著『プルーストとイカ——読書は脳をどのように変えるのか？』で、古代の文字の発明から、文字を読む脳の発達までを探究した著者にとって、熟練した読む脳はかけがえのない人類の創造物にほかならない。だがいまや、こうした読む脳は絶滅の危機にあり、ともに育まれてきた奥深い知恵・見識までも失われようとしているのでは？

もともと私たち人間には、文字を読むための遺伝子が備わっていない。誰もが読むことを学ばなければ、文字を読めるようにはならないのだ。近年、子どもや若者たちの読解力の低下が話題になっているが、その背景を探るためにも、まず読む脳の発達や媒体とのかかわりを知ることが欠かせない。

脳は既存のさまざまな回路を再利用することで、「読む脳」回路を育てていく。そのしくみは目を見張るサーカスのように驚異的で、読む力が増すごとに複雑になっていく。こうした回路のベースを二歳までに育むのが、親子による「対話式読書」である。親が子どもに本を読み聞かせると、子どもはそれに全身で反応する。親の言葉や視線に同調し(注意の共有)、音韻・リズム・意味・文法・文字のかたちなどを吸収していく。その際、物理的実体のある紙の本を、見て、嗅いで、聞いて、触る……ことが大切だ。さまざまな機器からではなく、人間と紙による読み聞かせによってこそ、幼児の言語能力が発達することがわかっている。

二歳から五歳までは、「言語と思考がともに飛び立つとき」である。とくに「物語」は他者の視点となって共感を育む糧となる。注意したいのは、この時期までにデジタル機器に触れるばかりで、文字を読むための脳が準備されないと、子どもの脳が「画面モード」に設定されてしまうことだ。

五歳から一〇歳までのあいだに、子どもたちは読むことを覚え始める。この期間に子どもは幼稚園や小学校に入って、バトンは親から教師へと渡される。学校の子どもたちの文字を読む能力には差異（六つの発達様相に分けられる）があるため、こうしたばらつきを配慮した教育が求められる。そして、理想的には小学校の三、四年で流暢に読めるレベルに達するが、現状では多くの子どもたちがそうなっていない。

読む脳が発達するほど、「深い読み」ができるようになる。これまで培ってきた知識（背景知識）、推論、分析、共感・視点取得などが統合され、新たな思考モードを生みだす。この思考モードは、文章や情報を自分なりに咀嚼《そしゃく》し、批判できる洞察力・創造力を備えている。

ところが、デジタルメディアによる情報が氾濫している今日では、こうした「深い読み」を育むことが難しくなっている。斜め読み・飛ばし読みが標準モードとなり、文章の細部に分け入り把握する力が失われつつあるのだ（著者自身による〝実験〟が示すように、熟達した読み手でさえ、その能力が衰えてしまう）。実際、デジタル画面で読む場合と紙の本で読む場合を比べた研究によれば、画面上で読むと細部の情報、記憶の順序付けなどが悪化することが明かされている。私たちは紙の本という物理的な次元に、空間・時間を位置づけ、そこに入り込む。読みながら、じぶんはどこにいるのかを把握・記憶し、ときにはページを戻ったりすることで、熟読できるのだ。こうして知識の細部が、大きな全体像に結ばれる。

一方、デジタルは注意を散らし、予想力・記憶力を低下させ、外部の知識ベースに頼りがちなため、あふれる情報を分析・批判する能力も育ちにくい。こうして、自分のすでに知っている範囲の外には出ないような状況が生まれる。このことは、共感力の低下、異なる文化をもつ他者への無理解、ひいては民主社会への危機にもつながる。

だが、本書はデジタルを悪者扱いはしない。デジタル力も読み書き力と同様に、上手く育てていくことが欠かせない。そのためには、適切な時期に、適切な教育を、適切なデジタルツールによって進めることが望まれる。たとえば、コンピューターの言語記述《コーディング》や設計、プログラミングのスキルなどの習得も、精密な深い読みを促す。こうして子どもたちは、紙とデジタルの脳回路をそれぞれ育み、流暢に切り替えられる「バイリテラシー脳」となっていく。オンラインで読んでも、紙モードの対抗スキルを駆使して、文章を分析・批判できるようになるのだ。

もちろん、このような新しい学習法を実現するにはさまざまなハードルを越えなければならない。さらなる研究調査、専門家の育成、子どもたちが紙・デジタル媒体に接する機会の格差解消……などなど。著者自身も「キュリオス・ラーニング」、ＭＩＴメディア・ラボのＴｉｎｋＲＢｏｏｋといったデジタル機器による学習プロジェクトにかかわり、推進している最中だ。

本書は最終章で、「良い読み手」が得ることのできる喜びについて語る。それは内省的な領域、「静寂の場所」であり、観想・熟考の生活、はてしない知恵の探究にほかならない。

本書出版プロデューサー　真柴隆弘

著者
メアリアン・ウルフ　Maryanne Wolf
カリフォルニア大学ロサンゼルス校(UCLA)教育・情報学大学院の「ディスレクシア・多様な学習者・社会的公正センター」所長。前・タフツ大学の「読字・言語研究センター」所長。専門は認知神経科学、発達心理学、ディスレクシア研究。その優れた業績により、多数の賞を受賞。著作は『プルーストとイカ――読書は脳をどのように変えるのか？』など。

著者サイト
www.maryannewolf.com

訳者
大田直子（おおた なおこ）
翻訳家。訳書は、エリエザー・スタンバーグ『〈わたし〉は脳に操られているのか』、ソロモン＆グリーンバーグ＆ピジンスキー『なぜ保守化し、感情的な選択をしてしまうのか』、デイヴィッド・イーグルマン『あなたの脳のはなし』、オリヴァー・サックス『意識の川をゆく』など、多数。

デジタルで読む脳 X《かける》 紙の本で読む脳
「深い読み」ができるバイリテラシー脳を育てる

2020年2月20日　第1刷発行
2024年4月25日　第3刷発行

著者　メアリアン・ウルフ
訳者　大田直子
発行者　宮野尾 充晴
発行　株式会社 インターシフト
〒156-0042　東京都世田谷区羽根木1-19-6
電話 03-3325-8637　FAX 03-3325-8307
発売　合同出版 株式会社
〒184-0001　東京都小金井市関野町1-6-10
電話 042-401-2930　FAX 042-401-2931

印刷・製本　モリモト印刷
装丁　織沢 綾
カバー&扉 イラスト：
Lemberg Vector studio, Kurdanfell ©（Shutterstock.com）

Printed in Japan　ISBN 978-4-7726-9567-1　C0040　NDC400　188x129

★「読む脳」を知る必読書！

メアリアン・ウルフ　小松淳子訳　二四〇〇円＋税

プルーストとイカ――読書は脳をどのように変えるのか？

古代の文字を読む脳から、読書の達人まで、
脳科学・心理学・教育学・言語学・文学・考古学をめぐり、
文字を読む脳の驚くべきしくみを解き明かした名著。

立花隆「非常に面白い」（週刊文春）……養老孟司「多くの人に読んでもらいたい」（毎日新聞）……佐倉統「読み終わるまでに、感動のあまり三度涙した」（文藝春秋）……竹内薫「本好きにはたまらない疑問に明快かつ詳細に答えてくれる」（日本経済新聞）……山形浩生「大プッシュ…これはすごい本」（ビジネス スタンダード ニュース）……瀬名秀明「ユニークで創造的な科学書だ」（朝日新聞）……池谷裕二「読書と脳の関係という珍しい話題を扱った名著」（読売新聞）……松岡正剛「特筆に値する」（千夜千冊）……山本貴光「幅広く豊かな知を脳裏に蔵することこそが、結局のところ豊かな思考の条件となる」（読書人）……鏡明「文字を読むという行為が…脳を変化させて、現在の人類をつくっている」（本の雑誌）……森健「読書ってすごい！」（ダ・ヴィンチ）……高野明彦「読書の楽しみ方が広がる」（週刊ブックレビュー）……その他、絶賛書評、多数！